NOTES

SUR

Le Service de Clinique médicale

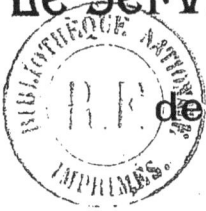

de l'Hôtel-Dieu de Rouen

PAR

M. Raoul BRUNON

Professeur de Clinique médicale

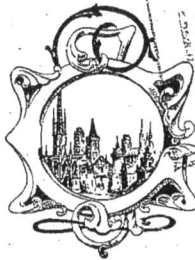

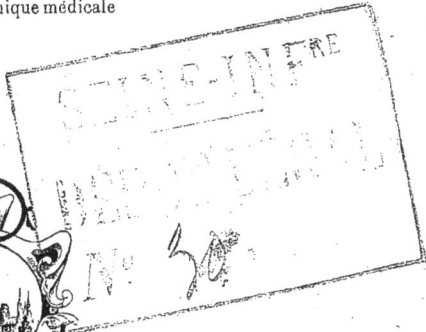

ROUEN

IMPRIMERIE J. GIRIEUD

1914

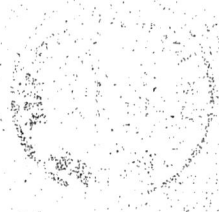

NOTES

SUR

Le Service de Clinique médicale

de l'Hôtel-Dieu de Rouen

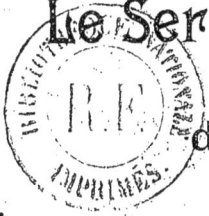

PAR

M. Raoul BRUNON

Professeur de Clinique médicale

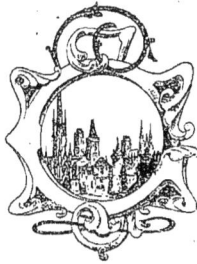

ROUEN

IMPRIMERIE J. GIRIEUD

1914

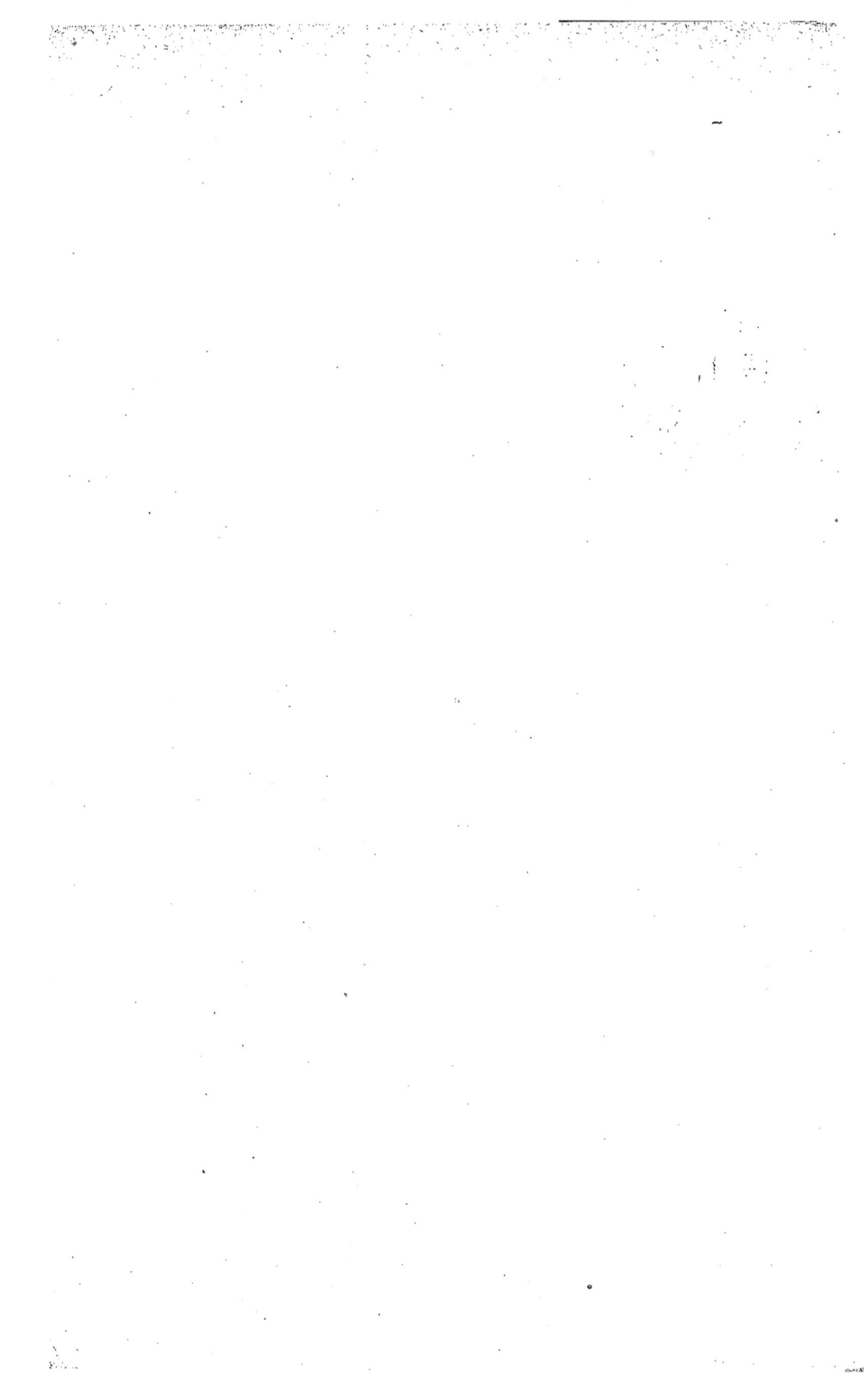

NOTES

Le Service de Clinique médicale
de l'Hôtel-Dieu de Rouen

PAR

M. Raoul BRUNON

Professeur de Clinique Médicale

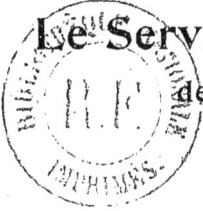

I

PRÉAMBULE.

Si la ville de Rouen pouvait faire une grande réforme hospitalière elle supprimerait la plus grande partie de l'Hôtel-Dieu actuel et ne conserverait qu'un *hôpital d'urgence*. Une rue *courbe* serait percée en prolongement de la rue de Crosne suivant le projet très ingénieux de M. Depeaux. Dans ce qui resterait des bâtiments de l'Hôtel-Dieu, l'Ecole de médecine trouverait enfin un refuge et l'ensemble des services hospitaliers serait transporté hors de Rouen aux abords de la campagne. Ce serait voir et faire grand. Le bénéfice thérapeutique que les malades tireraient de cette réforme compenserait les cinq ou six millions dépensés. C'est là un rêve que personne de nous ne verra réalisé probablement.

D'autre part, il se pourrait que les qualités hygiéniques d'un hôpital soient bien plus en rapport avec la *tenue* des salles qu'avec leur *mode de construction*. Il n'est pas certain qu'un hôpital tout neuf, mais dirigé à l'ancienne mode, donne de meilleurs résultats qu'un vieil hôpital aménagé suivant les principes modernes de l'antisepsie et de l'asepsie. Exemples : Lucas-Championnière, l'introducteur de l'antisepsie en France, avait organisé son service de chirurgie dans les anciens châlets de varioleux à Saint-Louis. La *méthode* du maître avait aseptisé le milieu. Je me suis inspiré de cet esprit en organisant les châlets de l'Hospice-Général. Le premier était neuf (80.000 francs) et les enfants y étaient isolés dans des boxes de vitrages. Le second était l'ancien châlet, mais aéré largement et lavé tous les jours. Les résultats obtenus dans le second furent aussi bons que ceux obtenus dans le premier.

Donc avec de la lumière, de l'*air* et de l'*eau* on peut rendre pratiquement stérile le plus vieux bâtiment qu'on voudra.

Si nous attendions que l'Hôtel-Dieu soit neuf, nous verrions mourir beaucoup de malades avant de faire quoi que ce soit. Le mieux est de tirer parti de ce que nous avons et de faire dès maintenant les réformes nécessaires. Quelques-unes sont d'une urgence incontestable. Avec une centaine de mille francs on devrait les réaliser. Après quoi nous pourrions attendre.

VUE GÉNÉRALE DE L'HOTEL-DIEU

Pour une personne étrangère aux choses de la médecine, l'Hôtel-Dieu de Rouen paraît réunir les conditions requises d'un grand hôpital : à l'entrée, grille majestueuse ; cour centrale spacieuse et plantée d'arbres ; grands bâtiments à façade Louis XV ; pas de recoins, toutes les lignes sont droites et nettes. L'escalier central est large et facile ; la plupart des salles sont vastes et éclairées par de hautes fenêtres. Le tout a grand air.

Il est hors de doute que les malades sont bien soignés : le corps médical est de premier ordre, les étudiants apportent l'aide précieuse de leur active jeunesse, l'administration est tout à fait maternelle, le personnel se distingue par son dévouement discret et désintéressé. Les malades reçoivent réellement les soins nécessaires, ces soins leur sont donnés avec compétence et douceur. Tout cela est incontestable et cependant les indigents ont une répulsion pour l'hôpital. Pourquoi ce sentiment ?

Il a peut-être sa source dans l'individualisme très prononcé du Normand : la salle commune lui est odieuse. Je croirais aussi que le public a gardé un vague souvenir du temps où l'hôpital était un enfer. Ce temps n'est pas loin. Les bergers ont fait de grands progrès en matière d'hygiène, mais le troupeau n'a pas suivi leurs efforts d'un œil attentif.

LES ANCIENS HOPITAUX

Parmi les anciens hôpitaux, il faut distinguer ceux du Moyen âge et ceux créés au XVIIᵉ et au XVIIIᵉ siècles. Les petits hôpitaux du Moyen âge étaient, en général, fort bien aménagés. Les grands

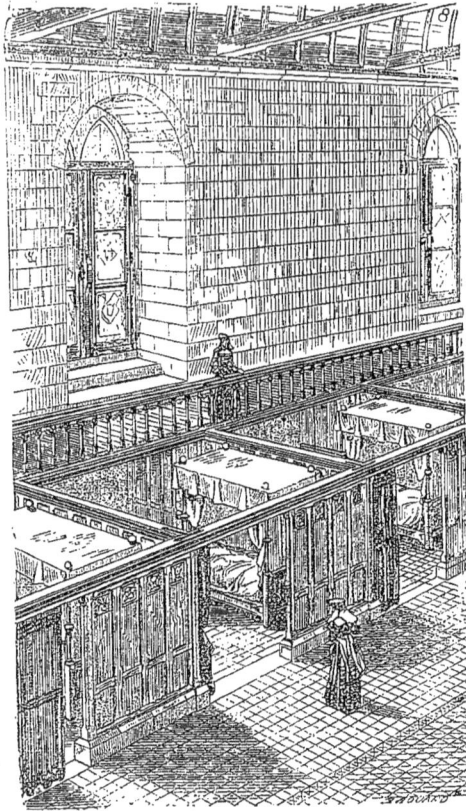

L'Ancien hôpital de Tonnerre

Remarquer l'isolement des malades et la disposition du promenoir à l'air et à la lumière.

Pourquoi l'admirable hôpital de Tonnerre fut-il tant de fois menacé de destruction par le vandalisme municipal?

Il a été définitivement sauvé par le Dr Chaput, chirurgien des hôpitaux de Paris, alors que la municipalité se proposait de le transformer en marché couvert !

M. Chaput a suscité une souscription qui a produit 16.000 francs, il a fait des démarches auprès de la commission des monuments historiques qui a voté une subvention de 60.000 francs pour la réparation. Les revenus de la souscription serviront aux dépenses annuelles d'entretien et le vieil hôpital a fait retour, par acte notarié, à la commission administrative de l'hôpital de Tonnerre.

hôpitaux qui les ont remplacés ont inauguré l'ère de l'encombrement avec ses multiples conséquences mortelles.

I. — *Hôpitaux du Moyen âge :*

Nos institutions de charité viennent du Moyen âge. Une foule de donateurs avaient fondé des léproseries, des maladreries et des maisons-Dieu. Dans l'Europe entière, il y en avait 19.000. Presque toutes ont été détruites quand Louis XIV, le centralisateur, eut réuni les revenus qui les faisaient vivre pour créer les grands hôpitaux actuellement existants.

Les petits hôpitaux du Moyen âge étaient bien bâtis, bien aérés et laissaient une large place à l'art; ils n'attristaient pas les malades comme le font nos grands établissements qui sont d'un aspect froid et désolé.

Le type de ces petits hôpitaux de province est celui de Tonnerre, où chaque malade n'avait pas seulement son lit, mais encore sa chambre particulière et sa fenêtre. Entre chaque cloison délimitant les chambres, il y avait un espace de quatre mètres. Quelle différence avec l'intervalle des lits qui, à l'Hôtel-Dieu, mesure à peine un mètre!

De mille manières le Moyen âge a été calomnié; jusqu'au XVᵉ siècle, les pauvres malades étaient soignés par des corporations religieuses ayant (sauf exception) un grand esprit de charité, un grand respect du malade, une vraie préoccupation d'hygiène qui faisait pratiquer l'isolement, diminuait les chances de contagion et évitait à chaque pauvre la communauté et la promiscuité qui répugnent tant à l'individu, quelle que soit sa condition sociale. [1]

Suivant l'expression d'un auteur du XVIᵉ siècle, la maison-Dieu « ressentait plutôt un château royal que le logis des povres ».

II. — *Grands hôpitaux :*

On n'a pas de documents sur l'Hôtel-Dieu de Rouen avant la Révolution [2] et il serait à souhaiter que mon savant collègue et bon camarade M. François Hue voulût bien écrire son histoire [3].

(1) VIOLLET-LE-DUC. Dict. architecture art. Hôtel-Dieu.
(2) On voit encore sur la façade : *La Liberté ou la Mort.*
(3) Dʳ François HUE. La Communauté des Chirurgiens de Rouen 1407-1791. Rouen Lestringant 1913.

On sait cependant qu'il avait reçu un contrat de fondation de Charles V (1364-1380). Les malades étaient confiés à une corporation religieuse qui représentait le *pricuré* et l'hôpital de Sainte-Marie-Madeleine. La gestion des biens fut la cause d'un scandale et le Parlement de Normandie, s'appuyant sur une ordonnance de Henri II (1553), nomma une Commission de bourgeois pour prendre en mains l'administration de la maison.

En 1555, le personnel comprenait sept ou huit serviteurs ou *chambrières* et une dame de la gésine. Une femme, que l'on nommait la *coucheresse*, pouvait recevoir les malades lorsque la Commission ne siégeait pas.

Le dernier jour de décembre 1556, il y avait à l'Hôtel-Dieu quatre pauvres malades par lit. En 1557, les malades affluaient et presque tous mouraient. Le 24 avril, *La Prieure* déclara à la Commission que la mortalité était considérable, quoiqu'il n'y eut pas d'épidémie. Beaucoup de malades de la ville arrivaient nus. Les curés et vicaires suffisaient à peine à les enterrer (1).

A l'Hôtel-Dieu de Paris, la vie était épouvantable à la fin du XVIIIe et au début du XIXe siècles. Rouen était-il mieux ? Pendant son séjour en France, l'Empereur Joseph II passa six semaines à Paris, l'état de l'Hôtel-Dieu le révolta. Il y vit dans le même lit un malade, un agonisant et un mort couchés côte à côte. Il fit partager à Louis XV son indignation et l'ordre fut donné, en 1773, de démolir l'Hôtel-Dieu. Cet ordre, comme tant d'autres, fut ajourné.

Louis XVI confia à l'Académie des Sciences l'étude des projets nouveaux. De là le célèbre rapport de Tenon, qui donna un tableau des horreurs dont la commission fut témoin.

La moitié des salles comprenait quatre rangs de lits. Certaines salles contenaient plus de six cents lits et ces lits recevaient quelquefois six malades : trois à la tête et trois aux pieds, les pieds des uns étaient accolés aux épaules des autres. Chaque malade disposait d'un espace de 25 à 35 centimètres, il ne pouvait donc se coucher que sur le côté. Ils se concertaient entre eux pour que les uns veillassent pendant que les autres dormaient. Dormaient ? Le sommeil entrait-il jamais dans ces « lits d'amertume et de douleur ? » Fiévreux, blessés, femmes enceintes,

(1) Notes de M. Fr. HUE extraites des premiers registres de l'Hôtel-Dieu de Rouen par M. Ch. de Robillard de Beaurepaire. Précis de l'Académie de Rouen 1869-1870.

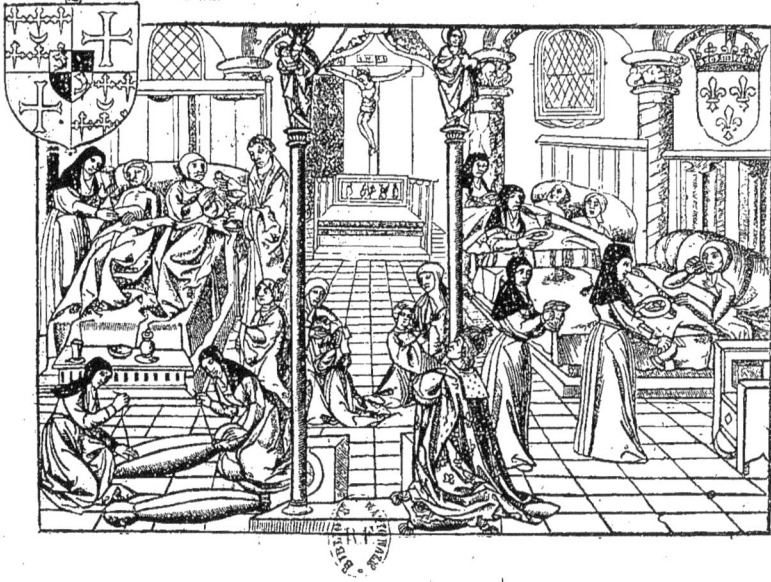

L'HOTEL-DIEU DE PARIS AU MOYEN AGE

L'architecture avec travées cintrées et autel central a persisté jusque dans la construction de l'Hôtel-Dieu de Rouen au xviiie siècle.

Il y a deux malades par lit. Les sœurs cousent les morts dans des sacs de toile, coutume qui a persisté à Rouen jusqu'au deuxième Empire.

Remarquer la chaise percée qui existe encore dans les hôpitaux actuels.

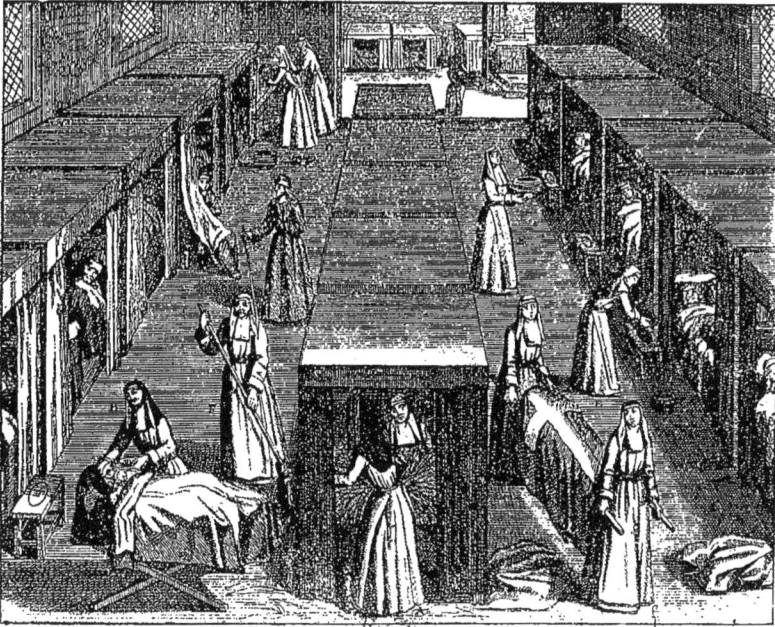

L'Hotel-Dieu de Paris au XVIIe siècle

Remarquer l'encombrement, il y a trois rangs de lits et un brancard supplémentaire.

Un malade installé sur une chaise percée s'isole sous un rideau.

Là aussi le service des morts est fait par les sœurs.

(Ces deux planches sont empruntées à la leçon inaugurale du professeur Gilbert, dans *Paris Médical*, n° 7, 3 déc. 1910).

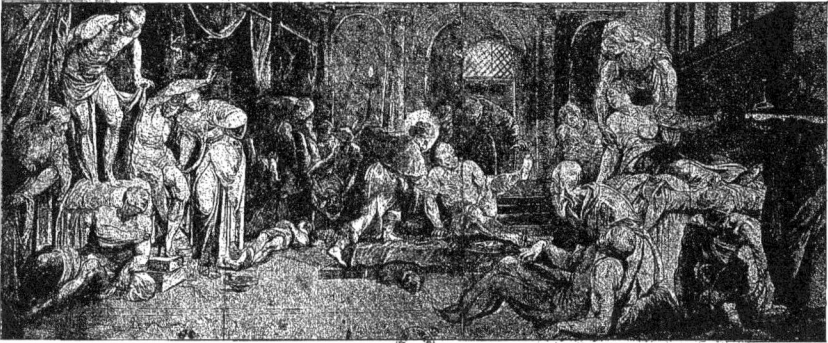

Reproduction d'un dessin du Tintoret. — Saint Roch touchant les pestiférés.

La disposition des lits rappelle celle de l'Hôtel-Dieu de Paris à la planche III. Il y a encombrement : malades, mourants et morts se côtoient.

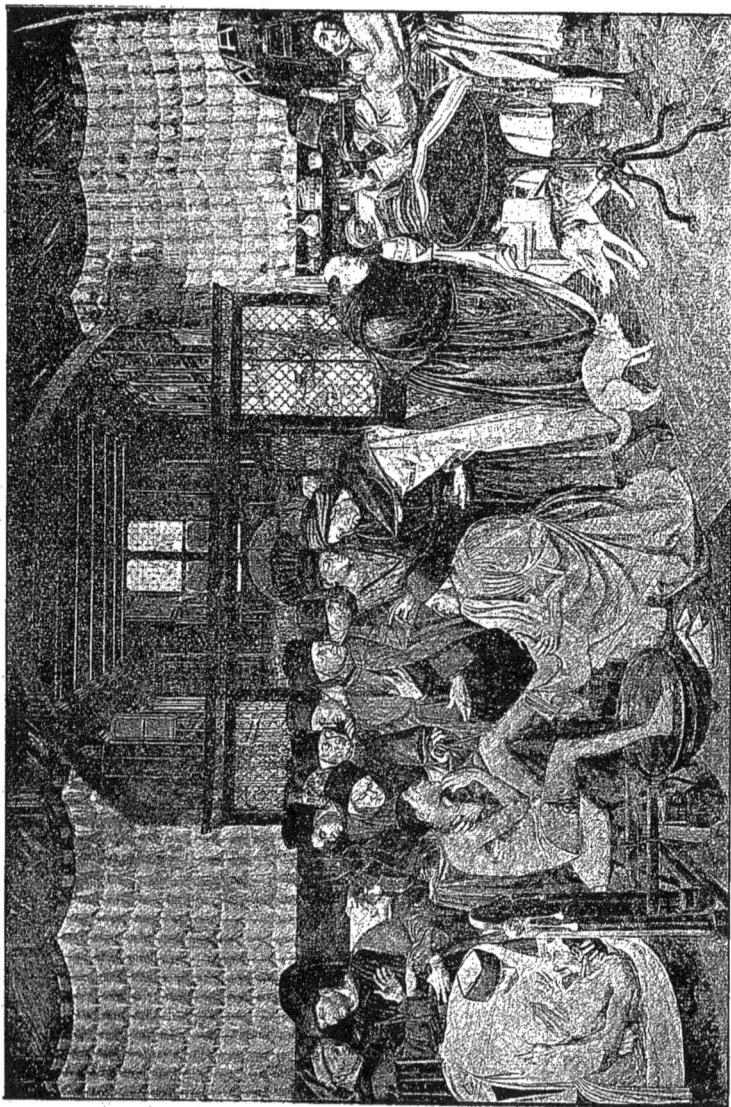

Pl. V

REPRODUCTION D'UNE DES MAGNIFIQUES FRESQUES DE SIENNE

(Don de M. Jean Lafond).

Cette fresque se voit à l'hôpital Santa Maria della Scala dans la grande salle dite *Pellegrinaio*. Il y a là toute une suite de fresques qui retracent l'histoire de l'hôpital. Celle qui est reproduite ici est de Domenico di Bartolo qui travailla à S. M. della Scala de 1440 à 1443.

Ici ce sont les médecins qui encombrent la salle, ils sont quatorze pour trois malades. L'élégance de l'architecture et du mobilier est splendide, le réalisme de chaque détail est admirable. Il semble qu'on procède au lavage et au pansement de blessés avant leur entrée dans la salle. Remarquer la *toque* d'un des médecins qui est encore celle des professeurs de l'Ecole de Médecine à Paris et à Rouen. Le chien et le chat se montrent les dents, serait-ce le symbole des médecins et des administrateurs ?

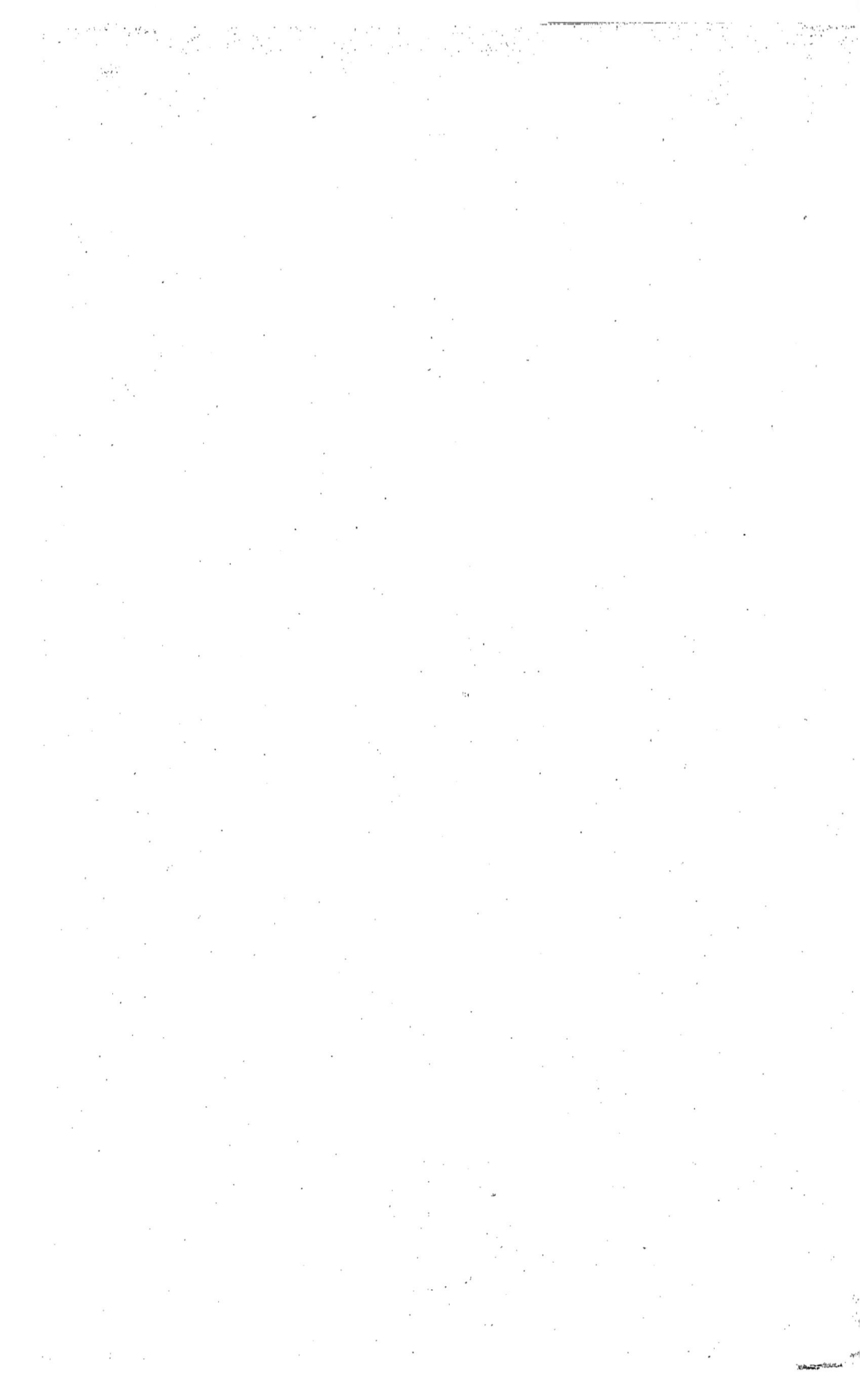

accouchées, galeux, varioleux, enfants, adultes, convalescents, agonisants et morts se cotoyaient.

Les draps, les chemises, les vêtements, mal lavés, passaient de l'un à l'autre. Les pots à boire, rincés à la hâte, passaient d'un galeux à un qui ne l'était pas. Les dépôts de vêtements appelés « pouilleries » renfermaient pêle-mêle les hardes remplies de vermine et celles des galeux et des varioleux. Le tout était confondu avec les hardes propres des autres malades.

Les salles n'avaient de jour et de lumière que par un côté. L'aération se faisait par l'escalier, dont les fenêtres n'ouvraient jamais, de sorte que les salles des étages supérieurs recevaient leur air des salles inférieures.

Chaque salle contenait un certain nombre de lits pour les « agonisants » (on donnait ce nom aux malades qui *gâtaient* leur lit). Chaque lit en recevait cinq ou six, et c'était sur ce même lit qu'on plaçait les entrants qui n'avaient pas encore de place désignée.

Les lits étaient garnis d'une paillasse et d'un lit de plumes. Vers les quatre heures du matin, on enlevait à brassée toute cette paille infecte et on la posait sur le plancher. Aussi la malpropreté des salles était horrible, « les murs sont salis par les crachats, les planchers par les ordures qui découlent des paillasses et des chaises percées, ainsi que par le pus et le sang provenant des blessures et des saignées ».

Voltaire pouvait écrire : « Vous avez dans Paris un Hôtel-Dieu où règne une contagion éternelle, où les malades entassés les uns sur les autres se donnent réciproquement la peste et la mort. »

***

On dira : Ces temps sont loin ! Pas si loin qu'on pourrait le croire.

Quelques années après la guerre de 1870, il existait à l'Hôtel-Dieu de Paris une salle de chirurgie où la pourriture d'hôpital et l'infection purulente étaient endémiques. Tous les opérés mouraient. Alors on suspendait tout acte opératoire. Puis on tentait de nouveau quelques opérations et si les malades ne mouraient pas, on continuait jusqu'à ce que l'infection purulente reparût et ainsi de suite.

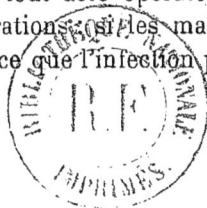

En 1882, j'ai vu à l'hôpital des enfants, à Paris, la plupart des rougeoleux mourir de broncho-pneumonie. Les enfants ne mouraient pas de la maladie qui les amenait à l'hôpital, mais de celle qu'ils y contractaient.

Vers la même époque, j'ai vu à l'Hospice-Général de Rouen, dans une salle commune, un lit où se succédaient les érysipèles de la face. On cherchait encore à éviter *le froid*, cause des maladies, et on entourait ce lit de rideaux bleus épais arrêtant l'air et la lumière. Plus on prenait de précautions pour enfouir les malades sous les rideaux et les couvertures, plus ils mouraient. Aujourd'hui on traite les érysipèles dans une salle d'isolement dont les fenêtres ne ferment jamais. On n'a plus de décès à enregistrer.

Actuellement n'est-il pas dangereux de mettre pendant l'hiver dix ou douze lits supplémentaires dans une salle qui n'en compte normalement que 35 ou 40 ?

N'est-il pas extraordinaire de voir encore les phtisiques dans les salles communes avec les diverses maladies thoraciques et abdominales ? N'est-il pas digne des temps barbares de voir dans une même salle de chirurgie et à un mètre l'un de l'autre une pleurésie purulente et une laparatomie ? N'est-il pas indigne d'une grande ville de voir les chirurgiens obligés d'opérer *dans la même salle* tous les cas indistinctement suppurés et non suppurés ?

Les progrès de l'asepsie chirurgicale et médicale ont été admirables, mais pratiquement nous ne sommes pas encore en mesure de les appliquer.

Donc la répulsion des indigents pour l'hôpital est, dans une certaine mesure, légitime ; si je n'ai qu'une admiration fort limitée pour le jugement du malade pris individuellement, je suis porté à croire que le bon sens populaire a souvent raison. *Tout le monde a plus d'esprit que M. de Voltaire.* Le peuple a l'instinct qu'à l'hôpital il y a de grands progrès à faire.

Pour les étudier, on se limitera à l'étude du service de clinique mais on permettra quelques réflexions générales inséparables d'un tel sujet. Je ne proposerai que les réformes les plus pratiques pouvant être faites dès maintenant. Il faut éviter les moyens radicaux. Il y a un danger dans l'idéalisme et la folie architecturale des sanatoriums allemands.

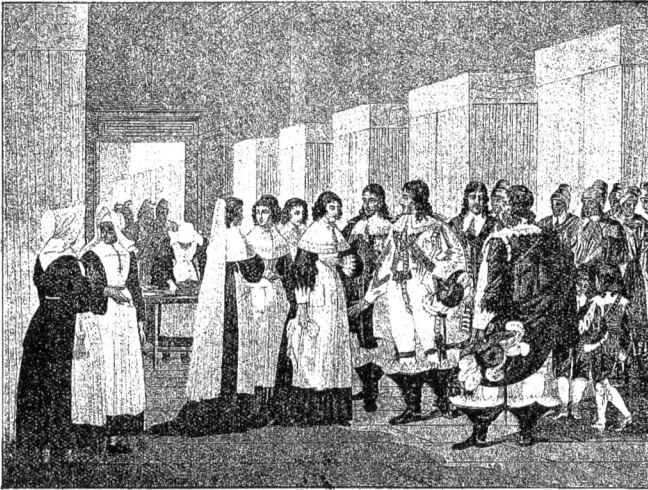

ENTREVUE DE LOUIS XIII ET DE Mᵐᵉ DE LA FAYETTE A L'HÔTEL-DIEU DE PARIS.

Cette gravure (moderne) donne une idée exacte de nos hôpitaux il y a quelques années. Les rideaux enfermaient chaque malade dans son lit et ce mode d'isolement augmentait encore les dangers de l'encombrement.

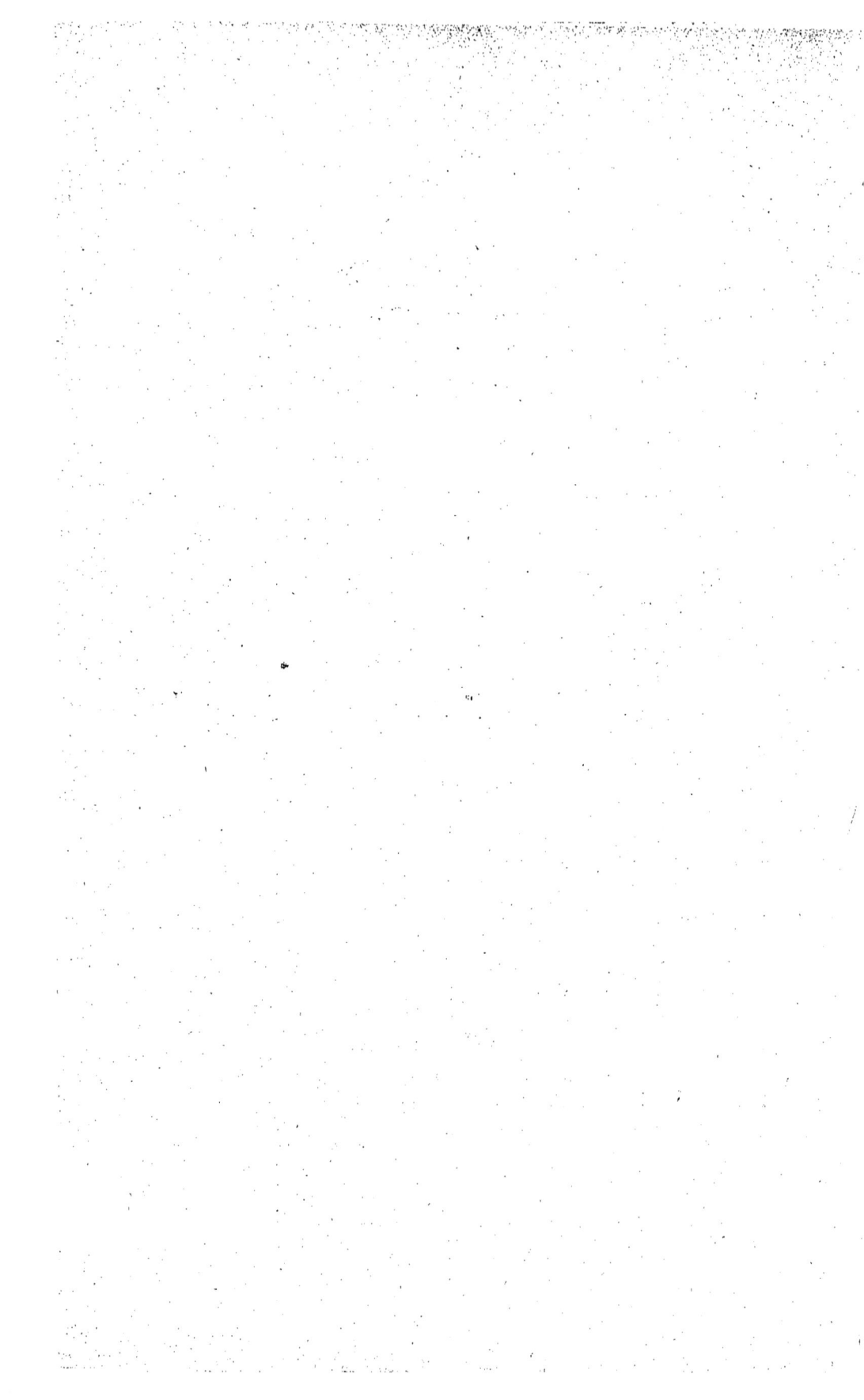

LES DANGERS DU MILIEU HOSPITALIER

Dans la construction des hôpitaux nouveaux et dans la réforme des hôpitaux anciens, l'idée directrice devrait être de « supprimer la salle d'hôpital ». La vétusté des salles, leur encombrement habituel, l'imprégnation septique que leur ont fait subir de nombreuses générations de malades en rendent le séjour dangereux. Le danger est dans le contact des malades entre eux et ce contact peut être direct ou indirect :

Direct il s'exerce par les mains, les linges, les ustensiles, les pansements.

Indirect il s'exerce par l'air ambiant chargé de particules solides, de germes morbides ou d'émanations nocives.

Un mot résume le tout, c'est l'*encombrement*.

Pour atténuer les conséquences de l'encombrement il faut, autant que possible, mettre les malades dans un milieu aseptique, c'est-à-dire propre, c'est-à-dire relativement pur de germes et de gaz nuisibles ; *il faut supprimer la salle d'hôpital*.

On voit ce qu'il faut entendre par cette expression.

Dans une communication intéressante, mon excellent maître le professeur Hutinel me disait ceci :

A l'Hospice des Enfants assistés, je mettais les enfants dans le jardin aussi souvent que le temps le permettait. J'avais de plus fait établir, tout le long du bâtiment central une galerie ouverte, vraie galerie de cure, où les enfants pouvaient séjourner même par un temps douteux. Dans le jardin, il y avait près de la nourricerie une tente assez vaste pour abriter presque tous les enfants de ce service. Ils s'en trouvaient fort bien, et la mortalité baissait, dès que le temps permettait de profiter de ces installations de fortune.

Une thèse avait été faite, il y a quelque vingt ans, sur l'action des rayons solaires dans certaines infections. Maintenant que l'héliothérapie est à la mode, mes essais timides sont bien oubliés. Ils m'avaient cependant donné de jolis résultats.

Bien avant la découverte du sérum anti-diphtérique, M. Hutinel avait considérablement abaissé la courbe de la mortalité dans son service, en transportant les berceaux en plein air. Il en était arrivé à noter un seul cas de mort, par an, comme on citait un cas de guérison en 1870. Avec le temps, beaucoup d'autres médecins ont suivi de plus ou moins près cette méthode, audacieuse mais efficace.

A l'Hospice-Général de Rouen, la contagion de la scarlatine, de la diphtérie, de la rougeole, de la coqueluche, les complications de ces maladies ont été supprimées, dans le vrai sens du mot, par le même procédé.

En 1887, la mortalité par rougeole dépassait 40 0/0 à Paris.

En 1898, la mortalité y était telle qu'un chef de service demanda la fermeture des salles de coqueluche, après avoir vu 103 enfants mourir en dix mois ; c'était une proportion de 25 0/0.

En 1899, la mortalité par broncho-pneumonie rubéolique était encore de 30 0/0.

Actuellement elle est de :

14 0/0 aux Enfants malades ; 12 0/0 à Trousseau ; 9 0/0 aux Enfants assistés.

Les statistiques municipales à Paris indiquent de 30 à 40 décès par rougeole chaque semaine.

M. J. Bertillon estime que le nombre annuel de décès par rougeole oscille autour du chiffre de 900.

A l'Hospice-Général de Rouen, la mortalité par rougeole et par coqueluche fut nulle (1), grâce *à une asepsie et une aération pratiquées avec une sévérité draconienne.*

L'isolement cellulaire des malades, à appliquer dans la pratique, serait insuffisant, Aération etc,

Aération constante et lavage quotidien des locaux, soins méticuleux de propreté pour les malades : voilà la formule en dernière analyse.

L'asepsie *supprime la salle d'hôpital,* c'est-à-dire supprime ses effets; même avec un isolement imparfait elle transforme le milieu hospitalier et atténue le danger.

Telle est l'idée directrice dans ce qui va suivre. (2)

---

(1) POUSSIER. Thèse de Montpellier, 1903.

(2) BRUNON. La tuberculose, maladie évitable, maladie curable. Paris, Steinheil, 1913, p. 99.

II

Le Service de Clinique médicale
à l'Hôtel-Dieu en 1914

SITUATION

Depuis le XIV⁰ siècle, l'Hotel-Dieu était situé entre la rue du Change actuelle et la rue de la Madeleine, près la Cathédrale. Quand il passa de la Madeleine au Lieu-de Santé, il fut construit en 1758, *hors la ville*. Il y a quarante ans, on distinguait encore la rue de Crosne en ville et la rue de Crosne hors ville, c'est-à-dire la partie en-deçà et au-delà du boulevard Cauchoise. Ce fut une faute de construire cet hôpital à l'ouest, car fatalement la ville devait l'englober. C'est ce qui arrive aujourd'hui.

Il ne faudrait pas croire qu'il soit une cause de contamination pour le voisinage, c'est le voisinage qui est une cause d'infériorité pour lui.

LOCAUX

On choisira comme type de la description le service des femmes, qui est plus confortable que celui des hommes.

Un simple coup d'œil dans les salles des femmes (Salle Leudet) donne une impression fort agréable. Ces salles sont superbes. On dirait une église. Elles forment un vaste vaisseau séparé en deux travées par des arcades en plein cintre. Il y a là évidemment un vestige des superbes constructions du moyen âge. Malheureusement, dans la pratique, cette architecture est pleine d'inconvénients si on entasse les malades l'un contre l'autre.

La longueur de ces salles est de 62 mètres 50, leur largeur de 14 mètres 50, la hauteur du plafond est de 8 mètres 50.

Il y a 14 fenêtres au nord et 14 au midi. Ces fenêtres sont surmontées d'une imposte située à 8 mètres du sol, elles ne peuvent être manœuvrées que par d'immenses cordes.

Ces salles contiennent cent lits en temps normal, cent-vingt-cinq pendant les hivers rigoureux. Entre deux lits, il y a un espace de 75 centimètres. (Il y avait 4 mètres d'intervalle entre les lits de l'Hôpital de Tonnerre au XIV⁰ siècle).

Critiques. Voici les critiques qui paraissent utiles à faire :

Les deux services que comportent ces salles devraient être séparés par des vitrages, de sorte qne le nombre de malades soit segmenté en deux groupes de 50 personnes au plus.

L'espace entre deux lits est insuffisant. Il ne faudrait pas qu'il soit inférieur à 1 mètre 50 ou 1 mètre 25.

Les lits supplémentaires installés au centre de la salle devraient être radicalement supprimés.

La hauteur du plafond est excessive et voici les inconvénients qu'elle entraîne :

1° Le nettoyage est fort difficile, il ne peut se faire que rarement et il se fait avec des têtes de loup dont le manche à huit mètres de long, des nuages de poussières opaques tombent alors sur les malades et sur le personnel.

2° Dans la pensée des constructeurs, cette hauteur devait augmenter le cube d'air. Mais ce progrès n'est qu'apparent, car cet énorme cube d'air sera toujours contaminé à un moment donné si les fenêtres ne sont pas ouvertes. Toutes les salles d'hopital ont une odeur spéciale, comme les chambres de malades.

3° Le chauffage est rendu très difficile, alors qu'il doit prendre une grande importance avec l'aération par les fenêtres ouvertes en hiver.

Une hauteur de 4 mètres devrait être le maximum.

La largeur de 14 mètres 50 se trouverait réduite à 7 mètres 25, si les deux services étaient séparés, comme il est désirable.

Les fenêtres sont à 2 mètres 35 du sol, cette disposition est mauvaise mais elle n'est pas réparable ; on peut l'atténuer en disposant les boiseries des fenêtres d'une certaine manière qui est la suivante :

1° Supprimer la manœuvre des impostes qui sont à 8 mètres du sol.

2° Transformer les fenêtres actuelles de manière qu'elles puissent s'ouvrir en trois parties superposées. L'ouverture supérieure s'ouvrant de haut en bas et non latéralement, le vasistas ainsi abaissé devrait être garni de joues, pour atténuer l'action directe de l'air froid.

Le sol est dallé. C'est parfait. Il faudrait bien se garder de le

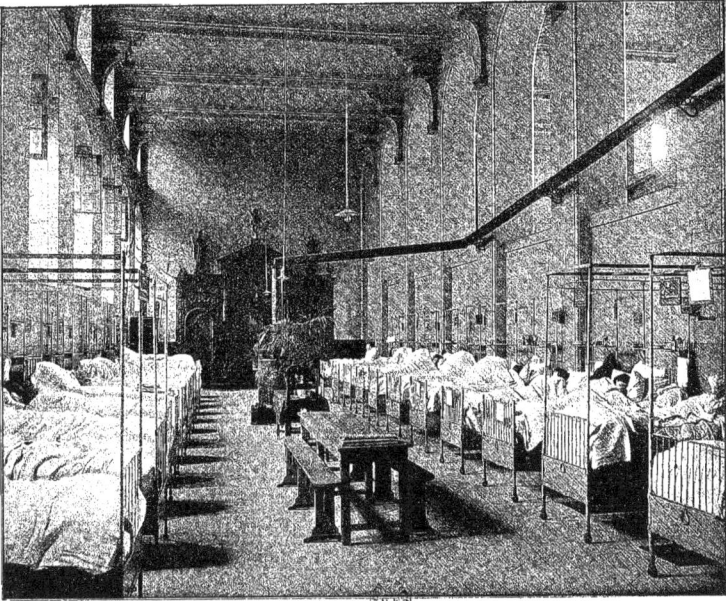

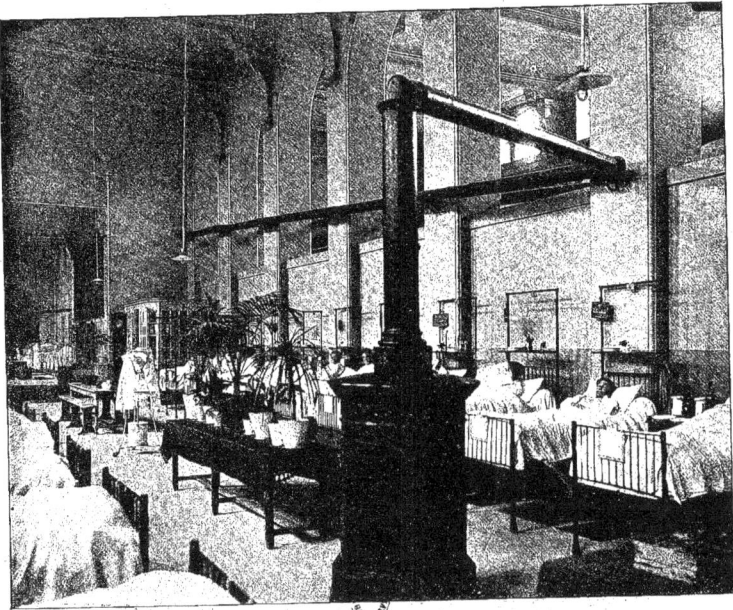

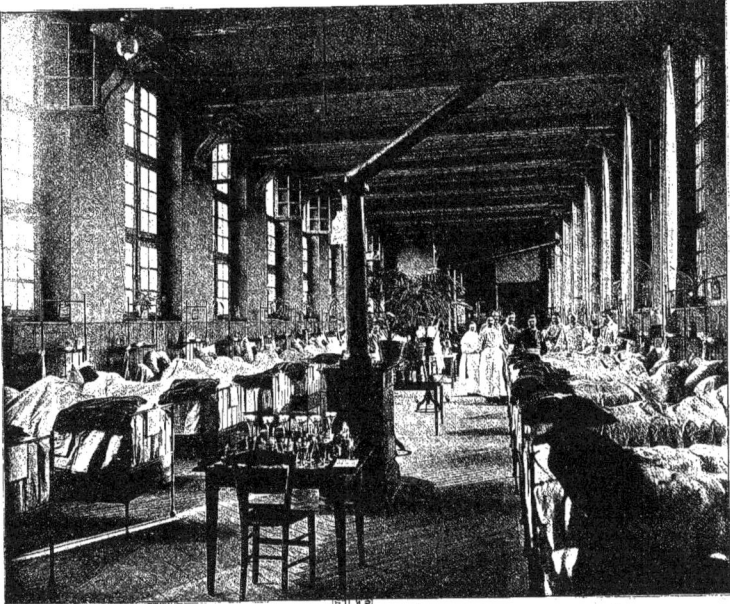

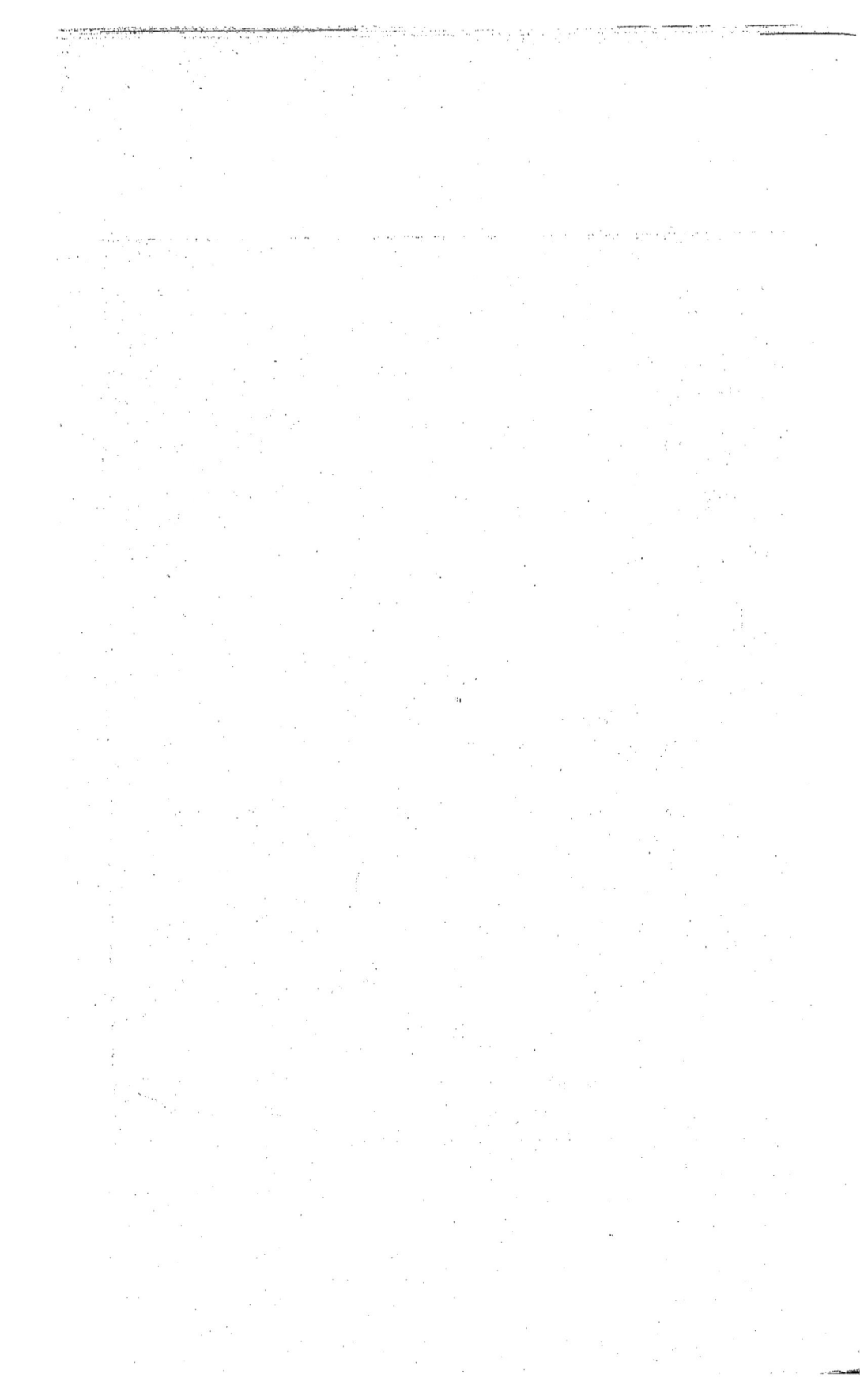

Pl. VII et VIII

SALLE DES FEMMES

Elles reproduisent l'état actuel à l'Hôtel-Dieu de Rouen. Elles rappellent les salles du moyen âge par leur architecture : travées cintrées, autel central, hautes fenêtres, grande élévation, dallage.

Elles donnent l'impression de l'encombrement comme dans l'Hôtel-Dieu de Paris au xviie siècle (planche III).

Pl. IX

SALLE DES HOMMES

L'Encombrement y est encore plus grand que chez les femmes. L'espace entre les lits n'est que de 0.75 centimètres à 1 mètre. Les rideaux et leurs supports ont été supprimés il y a deux ans.

Remarquez le mode d'aération qui déverse l'air froid directement sur les malades.

Les vêtements d'hôpital restent sur le lit de chaque malade. La serviette est nouée à la tête du lit et y sèche mal.

Il y a des plantes vertes au centre de la salle, mais rien ne vient égayer la nudité des murs, ces murs où se sont fixés le dernier regard de tant de mourants.

remplacer par un plancher de bois. Le sol actuel peut être lavé à grande eau ou balayé à la sciure mouillée sans crainte de pourrir les planches.

Actuellement, tout le service est orienté au nord. Jamais le soleil ne pénètre dans la salle directement. Nos malades ne l'ont que de seconde main, quand il a traversé le service voisin.

Il y a là une modification importante et facile à faire. Il suffirait de diviser les services transversalement au lieu de les diviser suivant la longueur. Par ce moyen, les deux services, traités sur un pied d'égalité, auraient une partie de leurs lits au nord, une partie au midi.

ANNEXES DE LA SALLE

Cuisine. Au centre des salles est une cuisine dont le fourneau n'éteint jamais ni jour ni nuit. Là, on faisait des cataplasmes autrefois. Aujourd'hui, on tient les mets au chaud et on en prépare quelques-uns.

On comprend les inconvénients de cette installation au point de vue de la pureté de l'atmosphère des salles. Certes, ce fourneau est indispensable mais il faudrait le transporter en dehors de la salle, dans une tourelle extérieure à la salle.

Laveries. Elles sont représentées par un simple évier placé à côté du fourneau. Il faudrait une pièce spéciale avec laverie, égouttoir et stérilisateur pour les cuillers, fourchettes, tasses, etc.

Réfectoires. Nos services ne comportent pas de réfectoires. De temps immémorial les malades prenaient leur repas dans leur lit.

Grâce à la complaisance de l'Administration et à la bonne volonté des sœurs, nous avons pu faire installer dans la salle des tables et des bancs utilisés à l'heure des repas par les malades pouvant se lever. Une salle spéciale pour les repas serait bien utile. Il est mauvais que les malades mangent dans leur lit ou même dans la salle.

Les malades ne se servent d'une fourchette que depuis 40 ou 50 ans. Autrefois ils ne recevaient, pour tout potage, qu'une cuiller et ils devaient utiliser, comme aujourd'hui, leur couteau personnel. Il faut dire que tout ouvrier a son couteau qu'il préfère à tout autre.

Lavabos. Ils sont complètement insuffisants. On pourrait même dire qu'ils n'existent pas.

Trois cuvettes fixées au mur dans un corridor pour quarante-six malades.

Et c'est là un perfectionnement car à l'époque où j'étais interne dans le service sous la direction de Leudet, il n'y avait que deux cuvettes mobiles dont une était réservée au chef de service. On portait au lit des malades des cuvettes en étain ou de petites terrines de terre brune semblables à celles dont on se sert dans les laiteries de la campagne.

Ce n'est pas trop exiger que demander la création d'une large pièce *chauffée* avec eau chaude et eau froide, et tout le matériel nécessaire pour que les malades puissent faire leur toilette au complet et ne plus la limiter au visage et aux mains.

Ce fut un scandale, il y a quelques années, quand je fis la demande inconvenante d'un bidet et d'un tub dans le service des femmes.

Cabinets. Partout, en France, ils sont horribles : écoles, hôpitaux, casernes, gares de chemins de fer. L'Angleterre, les pays du Nord, la Suisse et même l'Espagne nous sont à ce sujet de beaucoup supérieurs. On ne peut pas ne pas s'étonner de voir l'incroyable indifférence des Français sur ce chapitre.

Dans le service, il y a un cabinet pour quarante-six malades. Le compartiment voisin sert de *vidoir* pour les vases de la salle. L'unique cuvette réservée aux malades est dans un réduit mesurant 78 centimètres de large sur 1 mèt. 15 de profondeur. Il y fait un froid de loup.

Non seulement les cabinets devraient être confortables et nombreux pour la commodité des malades, mais encore ils devraient être luxueux pour le bon exemple. Leur insuffisance fait multiplier les chaises percées dans les salles alors que ces petits meubles devraient être supprimés.

Partout, aussi bien dans les hôpitaux que dans les écoles et chez les particuliers, un *lavabo* devrait faire partie intégrante du W.-C. Chez les Japonais, dont la propreté est proverbiale, l'un ne va pas sans l'autre.

La théorie moderne des *porteurs-de germe* ne doit pas seulement s'appliquer à la fièvre typhoïde. Il est très probable que des individus guéris de la fièvre typhoïde depuis des mois sont cependant le point de départ de contagions par leurs mains contaminées. Il est certain que nombre de maladies à début pharyngé ou buccal ont la même origine.

Croirait-on qu'on peut passer pour être d'une sévérité excessive parce qu'on exige que les malades se servent de papier ! Cela ne suffit pas, il faut obtenir de plus qu'ils se lavent les mains.

D'où *la nécessité d'installer un lavabo dans les cabinets mêmes.*

Escaliers et corridors. On a signalé le grand escalier d'honneur de l'Hôtel-Dieu, il est très décoratif et soigneusement tenu, mais il ne donne accès qu'à un petit nombre de salles.

Les escaliers secondaires conduisant aux salles du service sont constamment, par suite du nombreux personnel qui les utilise, en mauvais état de propreté. Il en est de même des corridors.

Corridors et escaliers ne sont lavés qu'une fois par semaine et, de plus, chaque service est plus ou moins responsable de son étage. *Il faudrait unifier cet état de choses et créer une escouade d'employés spéciaux affectée au nettoyage des escaliers, corridors et portes de communication.* Ces employés en auraient la police, la surveillance et signaleraient les malades, les infirmiers et les visiteurs qui maculent le sol.

C'est le procédé employé en Suisse et en Allemagne pour obtenir la propreté et faire l'éducation du public. Les gares, les bureaux de poste et tous les locaux publics sont tenus propres par des *employés spéciaux* et responsables.

Il est indispensable d'installer dans les corridors et escaliers de nombreux crachoirs placés contre les murs à une hauteur convenable et contenant des liquides antiseptiques.

Il ne s'agit pas de procéder à tous les nettoyages une fois par jour ou une fois par semaine pour obéir au règlement. Il s'agit de nettoyer chaque fois qu'il est nécessaire. Plusieurs fois par jour s'il le faut.

Les portes des salles, des corridors, des escaliers sont contaminées par les mains du personnel et des malades. De larges plaques noires couvrent les alentours de la serrure. (Il en est de même dans nos bureaux de poste, dans nos chemins de fer et dans les administrations publiques). Cet état de choses ne paraît pas choquer la masse du public. Il est dangereux cependant pour le personnel et pour les malades. Il faut répéter à satiété que nombre de maladies n'ont pas d'autre origine que les mains sales et les germes qu'elles transmettent.

Pour ce qui regarde le service de clinique, on fait laver les portes à l'eau de savon mais ces lessivages répétés usent la peinture et donnent un aspect malpropre au bois. D'autre part, renouveler souvent la peinture est une dépense qui n'est pas négligeable.

Il serait donc mieux de ne pas peindre les portes et de savonner à la brosse, quand c'est utile, le bois laissé au naturel.

LES JARDINS

Actuellement, les hommes ont à leur disposition un jardin situé entre l'hôpital et la rue du Contrat-Social. Il est insuffisant pour trois services. Celui des femmes, parallèle à la rue Stanislas-Girardin, est mieux aménagé et il est ombragé de beaux arbres.

D'autre part, du côté de la rue Flaubert, il existe un très beau jardin qui reste interdit aux malades. Pourquoi ne pas l'ouvrir à ceux qui sont susceptibles de faire la cure d'air? Il serait réservé un jour aux hommes et un jour aux femmes. Cette cure de jardin viendrait rompre la monotonie de la cure faite tous les jours à l'aérium. Les malades ont besoin de changer souvent de place.

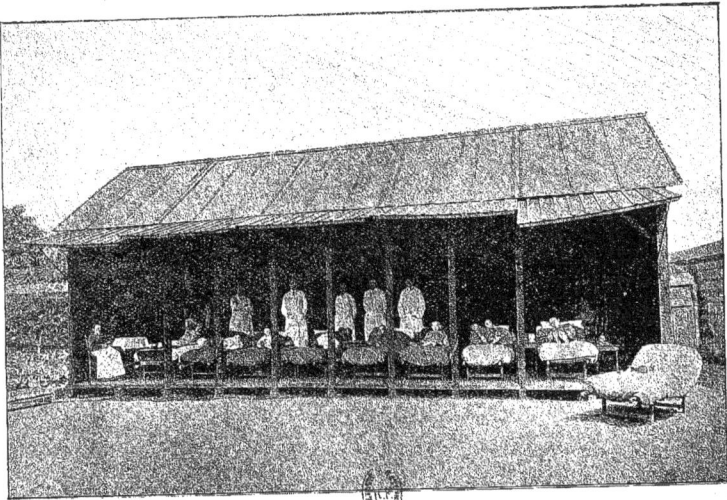

L'Aérium de l'Hospice-Général (1903).

(Garçons).

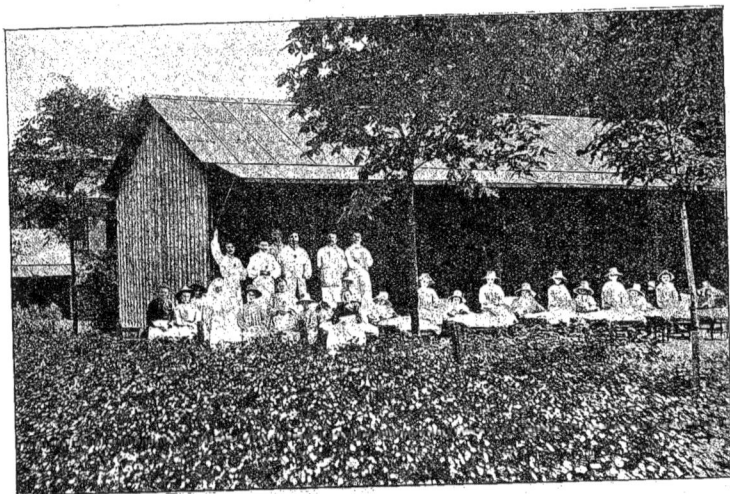

L'AÉRIUM DE L'HOSPICE-GÉNÉRAL (1903).

(Filles).

Aérium

Sanatorium d'Hôpital pour la cure diurne

J'ai donné le nom d'Aérium à des galeries installées dans les jardins pour la cure diurne.

L'idée appartient au professeur Grancher. La commission de la tuberculose avait préconisé ces installations à Paris en 1896 : « Dans le rapport que M. Thoinot a écrit avec moi, sur les travaux de cette Commission, nous demandions que, dans les jardins de certains hôpitaux, on construisît des pavillons pour tuberculeux, où la cure se ferait comme dans un sanatorium ordinaire. On réunirait ainsi le double avantage de l'isolement et du traitement, dans ce qu'ils ont d'essentiel. Et on obtiendrait sensiblement les mêmes résultats que ceux d'un sanatorium idéal et ruineux. (¹)

« Malheureusement, ajoute Grancher, dans notre pays où tout est mobile et changeant, les travaux d'une Commission sont immédiatement oubliés ou effacés par ceux d'une autre Commission. Une somme de douze millions de francs avait été votée, en 1896, par le Conseil municipal, pour cette première réforme, *extrêmement urgente,* de l'hospitalisation des tuberculeux parisiens. Un autre Conseil est venu ; les millions sont allés ailleurs, et rien n'a été fait. »

Rien n'a été fait à Paris à cette époque, mais à Rouen il a été fait quelque chose.

En 1903, l'Administration des hôpitaux a bien voulu nous faire construire les galeries en question. Je lui en exprime et aussi à M. le directeur des hôpitaux toute ma reconnaissance. Notre récompense à tous fut dans les merveilleux résultats obtenus sur les enfants malades de l'Hospice-Général. (²)

Dans la présente année 1913, l'administration des hôpitaux a fait construire à l'Hôtel-Dieu un Aérium semblable à celui de l'Hospice-Général. Bien installé au midi il est ouvert aux malades (femmes) du service de M. Petitclerc et du service de clinique.

---

(1) GRANCHER. *Bulletin Médical* 1903, n° 9.
(2) Raoul BRUNON et Louis NÉE. Tuberculose des Enfants. Son traitement à l'*Aérium* de l'Hospice-Général de Rouen. *Bulletin médical* n° 19, 7 mars 1903.

Nous avons demandé une installation semblable pour les hommes.

On peut estimer à une centaine le nombre des hommes qui pourraient bénéficier, chaque année, de cette création. Il ne faut pas oublier qu'actuellement nous ne sommes pas en mesure de donner les soins nécessaires aux malades (hommes); la cure méthodique est impossible à faire dans les cours et jardins non aménagés *ad hoc*. La promiscuité des malades entre eux ne laisse pas aux tuberculeux la tranquillité et la liberté indispensables au traitement.

Il n'est pas nécessaire d'insister. Aujourd'hui la preuve est faite que l'installation en plein air et en pleine lumière est, à elle seule, un puissant moyen de traitement pour les maladies de poitrine et en général pour toutes les maladies aussi bien chirurgicales que médicales.

Quand la vie au grand air aura « supprimé la salle d'hôpital », nous aurons fait un progrès immense et réalisé une économie d'existences humaines.

En résumé : Aménager les espaces libres et les jardins pour que les malades y puissent faire la cure méthodique d'air et de lumière c'est à quoi doivent tendre les méthodes modernes.

A l'Hôtel-Dieu de Rouen de beaux jardins (actuellement à l'état de potager) peuvent répondre à ces desiderata. Il suffit de les ouvrir aux malades et d'y construire, pour une modique dépense, des galeries pratiquement aménagées.

Un Exemple [1]

Voici le plus bel exemple que je puisse citer à l'appui de ce qui vient d'être dit.

Une femme de quarante-six ans est abandonnée par son mari avec sept enfants. Le chagrin, la douleur morale, la faim et la misère aidant, elle tousse et maigrit.

Enfermée dans une de nos salles anciennes c'est la mort lente mais sûre. Et les enfants sont gravement menacés si la mère disparaît.

Elle est mise à l'Aérium et après quatre semaines de repos elle

[1] Raoul BRUNON, *Normandie Médicale*, 15 juillet 1913.

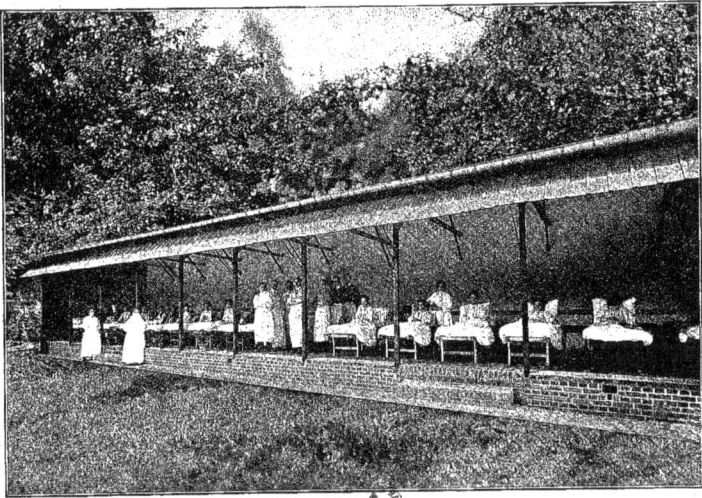

AÉRIUM DE L'HÔTEL-DIEU (Femmes) 1913.

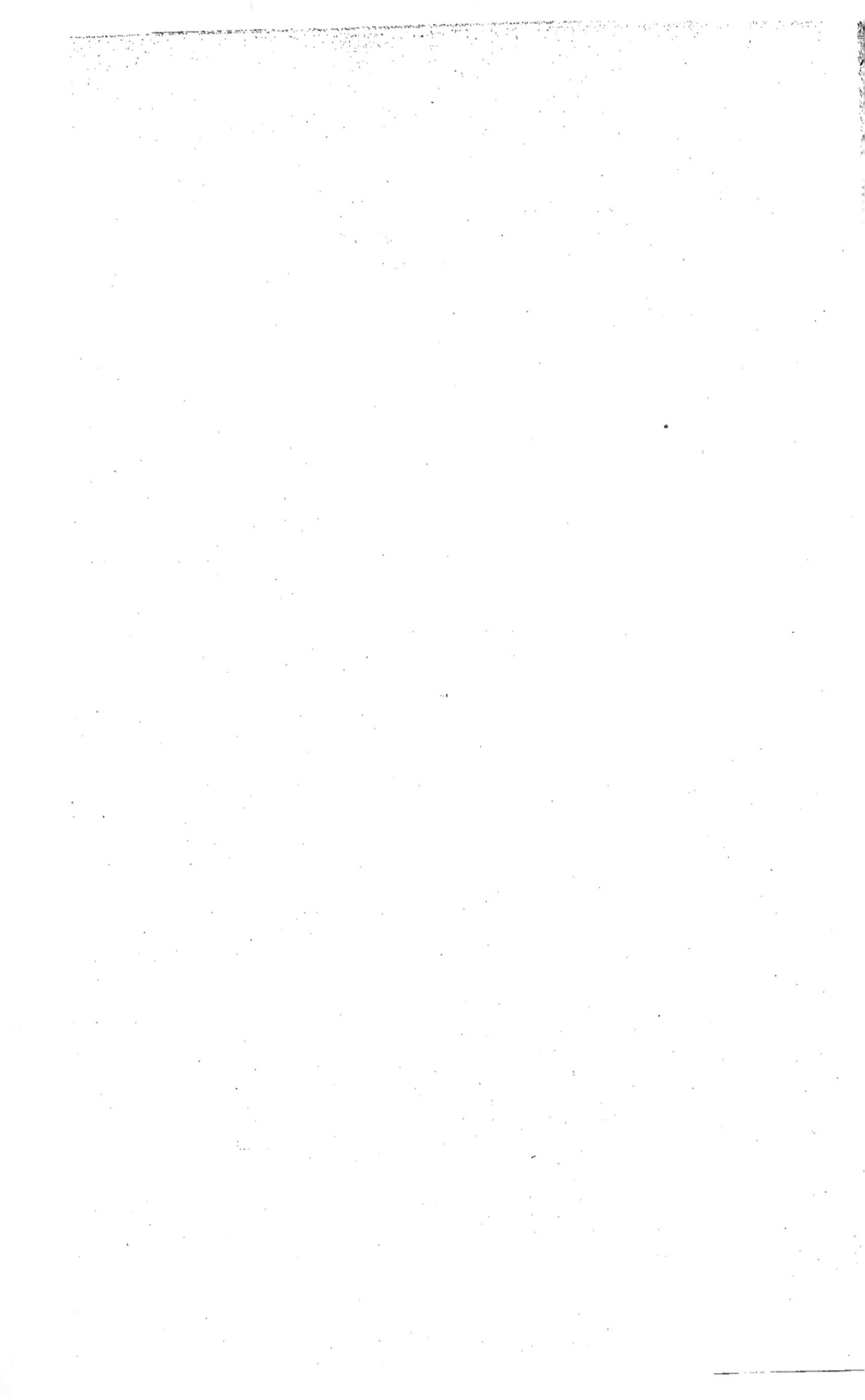

commence à prendre du poids. En treize semaines elle prend 5 kilogs. Elle en avait perdu 2 kilog. 500 en cinq semaines.

Elle sort de l'hôpital préoccupée du sort de ses enfants. Elle perd du poids.

Elle entre de nouveau et la cure d'air et de repos lui font reprendre 8 kilos.

Si elle peut attendre le temps nécessaire elle guérira. Et l'Aerium aura conservé peut-être huit personnes à la collectivité.

Voici le graphique de ses poids :

Un Vœu

Nous exprimons le vœu que soit construit, sans retard, pour les hommes un aérium semblable à celui des femmes. C'est une dépense de quelques milliers de francs indispensable puisque, dans l'état actuel des choses, nous sommes réduits à l'inertie et à l'impuissance devant les malades qui viennent demander des soins dans nos services.

SOLARIUM

Au dernier Congrès de Rome on a pu voir les excellents résultats obtenus en Suisse par la cure de soleil et de lumière. Les anémiés, les chlorotiques, les dyspeptiques, les neurasthéniques et les tuberculeux en particulier bénéficient de cette cure. Il faudrait installer sur les toits de l'hôpital une terrasse vitrée où pourrait se faire le traitement par l'exposition de certains malades à l'action du soleil.

CURE NOCTURNE

Pour la cure nocturne, tout est à faire à Rouen et, on peut le dire, en France. L'Angleterre, l'Amérique et les pays de l'Europe orientale ont seuls innové en ce sens avec la hardiesse qui les caractérise.

On rencontre de temps en temps des malades menacés de tuberculose ou même atteints de tuberculose avérée et qui sont très désireux de guérir. Bien dirigés, *ils feraient tout* dans ce but même la cure nocturne. C'est-à-dire qu'ils resteraient exposés à l'air libre pendant la nuit. Comment organiser cette cure ?

Plusieurs moyens sont à proposer :

1° Installation de *terrasses* remplaçant les toits des bâtiments. C'est un moyen de fortune préconisé en Amérique ;

2° Installation de *balcons* adjacents aux services et assez larges pour recevoir des lits ;

3° Installation de *salles spéciales* prélevées sur la hauteur excessive (8 mètres) des salles actuelles ;

4° Utilisation de salles actuellement inoccupées.

Ces nouvelles salles pourraient être largement ouvertes pour la cure nocturne, elles seraient plus faciles à organiser que les terrasses ou les balcons.

Là encore est un des perfectionnements pratiques qui n'exigent pas de grosses sommes d'argent et ne supposent pas la reconstruction d'un hôpital.

Terrasses, balcons, salles spéciales, peu importe le choix mais il faut faire quelque chose. Il est impossible que dans

l'hôpital d'une grande ville on en soit réduit à dire au malade :
« Mon ami, je ne peux pas vous donner les soins que réclame
votre état. Je n'en ai pas les moyens matériels. »

Et cependant c'est la vérité. L'Administration des hôpitaux
donne largement tous les médicaments et tous les instruments
que le médecin déclare indispensables au traitement et elle n'est
pas en mesure de lui donner les deux médicaments qui ne coûtent
rien : *l'air* et *la lumière !*

J'attire l'attention sur les documents qui vont suivre. J'en
dois la communication à mon savant collègue M. Guerbet.

Ils montreront l'esprit pratique des Anglais et des Américains
qui savent installer un *aérium de fortune* partout : sur un toit,
sur un balcon, à une fenêtre.

Pendant que les Allemands construisaient en porphyre et en
nickel des sanatoriums populaires, pendant que les Français se
disputaient sur la valeur thérapeutique du sanatorium, les Anglais
ouvraient les portes et les fenêtres de leurs hôpitaux pour installer
leurs malades *en dehors des salles* non seulement le jour, mais
encore la nuit.

Ces documents montrent l'énergie et la foi de ces malades qui,
obéissant aveuglément aux conseils médicaux, s'installent en
plein air pour des semaines et des mois.

Ils montreront encore qu'il faut nous débarrasser de la crainte
superstitieuse du froid. *Le tuberculeux doit respirer un air froid
tout en tenant son corps au chaud.*

L'exemple de ces propagandistes anglais doit encourager
l'Administration à nous donner ce que nous demandons ; il doit
aussi renforcer le courage des malades et leur montrer que
« pour guérir, il faut le vouloir ». J'ajouterai : le vouloir longtemps.

(Voir les planches à la fin du rapport).

Ameublement des salles d'Hôpital

Lits. Les lits actuellement en usage sont suffisants. On a scié les montants qui soutenaient autrefois de nombreux rideaux et faisaient de chaque lit une petite chapelle sans air, sans lumière, où se cultivaient tous les germes. (Voir la planche VI).

Il serait seulement à désirer qu'ils soient garnis, à la tête, d'une barre séchoir pour la serviette de toilette de chaque malade et quelques vêtements. Ces détails étaient inconnus autrefois parce que la toilette était très sommaire. Voici comment elle se faisait : J'ai déjà dit que deux ou trois fois la semaine et pas tous les jours on faisait passer devant les malades une cuvette en étain contenant de l'eau tiède. La sœur portait en même temps un drap. Chaque malade s'essuyait aux coins du drap. Pas de savon, pas de serviette individuelle et probablement la même eau pour plusieurs. C'est seulement en 1900 que mon collègue Petitclerc a introduit la serviette individuelle dans son service.

La propreté des matelas, des draps, des couvertures de lit ne laisse rien à désirer.

Tables de nuit. Les tables de nuit sont à réformer complètement et c'est là un point capital à signaler. Elles sont en bois et leur nettoyage demande beaucoup de soin. Malgré les efforts du personnel, elles ne sont jamais propres. Il faut les supprimer et les remplacer par des tables en fer et en verre qu'il suffit d'essuyer tous les jours avec un linge mouillé.

Leur nombre est insuffisant : 24 pour 46 malades. Il n'y a donc qu'une table pour deux malades et le crachoir de l'un voisine avec l'assiette de l'autre. Inutile d'insister.

Chapeaux. Nos malades sont comme le Grand Roi, ils ont leur chaise percée à côté de leur lit. (On donne par euphémisme le nom de *chapeaux* à ces chaises percées à cause de la forme spéciale du vase).

Il y en a 24 dans la salle de 46 lits. C'est trop quoique le nombre en ait été déjà diminué. Le « chapeau » ne devrait être toléré que pour les malades in- capables de marcher. Deux ou trois chaises percées suffi- raient, mais l'état des W.- C. est tel que beaucoup de malades très alertes abusent vraiment de la vieille cou- tume.

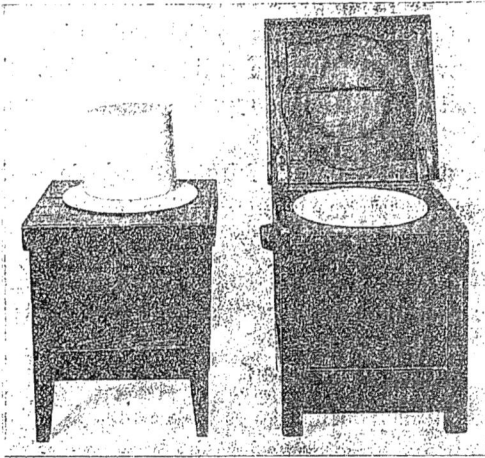

Ce qu'il faut donc tout d'abord c'est aménager des cabinets confortables.

Lavabos mobiles. Il est de la plus haute importance que dans une salle d'hôpital tout le personnel, depuis le chef de service jusqu'au dernier infirmier, puisse se laver les mains à chaque instant. Supprimer la contamination des mains doit être la préoc- cupation principale de la sœur du service.

On doit se préoccuper de la santé des jeunes étudiants qui donnent leurs soins aux malades. Il est particulièrement doulou- reux de voir la diphtérie ou la fièvre typhoïde atteindre un de ces jeunes gens. Le fait est cependant loin d'être rare. D'où la nécessité de multiplier les lavabos partout (1).

Quand un étranger est invité à prendre part au repas des moines dans le réfectoire d'une abbaye, un Père lui verse de l'eau sur les mains et un autre lui présente la serviette. C'était ce cérémonial qui avait cours il y a quelques années à l'Hôpital. La

---

(1) Dans les musées de l'Allemagne et de la Suisse, en particulier dans ceux de Zurich et de Bâle, on voit de très belles installations de salles à manger du xvi° siècle recons- tituées avec beaucoup d'art et d'agrément. Toutes comportent dans leur ameublement un lavabo. On ne prenait pas son repas sans se laver les mains.

première infirmière „ou la sœur avait le privilège de présenter
l'eau « au chef. » (¹). Ce temps de privilège est passé, il ·faut
que tout le monde puisse se brosser les mains après chaque
examen de malade. Il faut donc que « la visite » soit suivie par
un lavabo roulant de lit en lit. Nos salles possèdent depuis quatre
ans un de ces lavabos avec savon, brosse et limes à ongles. C'est
insufisant. Il en faudrait au moins deux aux femmes et deux aux
hommes.

La religieuse de la salle aura soin de faire mettre de l'eau tiède
dans les récipients avec une eau de senteur pour inciter les malades
à s'en servir.

Je ne suis pas encore arrivé à ce dernier résultat, la vieille
coutume sévit toujours, le malade n'ose pas utiliser " le lavabo
du chef. "

ORNEMENTATION

Il ne faut pas que l'antisepsie chasse le bon sens. Il ne faudrait pas qu'une crainte exagérée des microbes fasse proscrire de
la salle d'hôpital tout ce qui peut corriger son aspect toujours un
peu lugubre. On devra donc, autant que possible, orner la salle
et la rendre gaie. Petits tableaux, fleurs, plantes vertes en abon-
dance, statuettes, bocaux de poissons rouges, boîtes à musique
et, si c'était possible, piano !

En Angleterre, où les hôpitaux, nés de l'initiative privée, sont
luxueux, on donne des concerts périodiquement dans les salles.

A l'hôpital de Fécamp on pouvait voir il y a peu de temps
toutes les tables de nuit garnies d'un vase rempli de fleurs.

A l'Hospice-Général une dame charitable nous avait donné pour
la salle d'enfants un superbe gramophone qui fonctionne peut-
être encore.

Rendre la salle gaie, c'est un point important. Il est touchant
de voir avec quelle joie d'enfant ces pauvres malades reçoivent
la moindre manifestation de sympathie.

Je voudrais que les riches visitassent plus souvent les pauvres
des hôpitaux et transmissent entre les mains des sœurs la petite
parcelle d'or sans laquelle on ne peut rien faire dans notre
siècle !

(1) Les confrères de ma génération se souviendront des scènes comiques qui se pro-
duisaient avec tel chef quand l'infirmier ne versait pas l'eau exactement au centre de la
cuvette.

IV

Le Service des salles

SERVICE DE JOUR

Linges. A cinq heures du matin en toute saison les sœurs et le personnel arrivent dans les salles. On réunit les cruches de tisanes et on procède aux soins de propreté des malades jusqu'à huit heures et demie du matin.

Les draps, les linges de lit et de corps sont déposés à terre sur le plancher de la salle puis rassemblés en paquets et portés à la buanderie. Il y a là une réforme à faire. Les linges ne devraient jamais maculer le sol, ils devraient passer du lit dans un chariot *ad hoc* qui les déverserait au dehors par une trémie et sans manipulations.

Il y a quelques années seulement le linge sale restait huit jours enfermé dans une armoire ; la même armoire que le linge propre.

Actuellement les linges à pansements de la chirurgie sont triés, faute de place, au bas du grand escalier et directement sur le sol. Nous sommes en retard sur le moyen âge.

Balayage. Le frottage des parquets est supprimé presque partout, le balayage se fait avec de la sciure plus ou moins mouillée. Les meubles sont essuyés avec un linge humide. Sur ce point il y a progrès.

Il est indispensable de lessiver les murs une fois par semaine au moins. Actuellement, la toilette des murs ne se fait tous les 8 ou 10 ans que par une peinture nouvelle ; de là une grande dépense et la nécessité d'un personnel ouvrier spécial. Il suffirait de passer un linge mouillé sur les murs et de confier ce soin à l'escouade spéciale qui travaillerait toute l'année dans tout l'hôpital.

Nous avons dit qu'il serait pratique de ne pas peindre les portes, mais de les laisser au naturel pour permettre au personnel de les lessiver souvent. Actuellement, l'usure de la peinture leur donne un aspect malpropre surtout sur les parties en contact avec les mains.

AÉRATION

L'aération des salles d'hôpital est un problème agité depuis fort longtemps. Il est en apparence très compliqué, en réalité il est très simple.

Jusqu'aux temps modernes et on peut dire contemporains on n'a pas su établir une vraie aération. On s'imaginait que les maladies venaient du froid, on ne savait pas se chauffer, et on tenait les fenêtres closes. Tout a été tenté pour *aérer sans ouvrir les fenêtres !*

La prophylaxie de l'air confiné peut se faire théoriquement par trois moyens : la ventilation, le cubage, l'aération directe.

La ventilation. Ce sont deux Français Nicolas Gauger et le docteur Desaguliers (1723) qui, les premiers, appliquèrent des ventilateurs à la chambre des Lords et dans les hôpitaux de Londres.

En France la première application de ventilateurs eut lieu au Palais de la chambre des Pairs. « L'odeur de la salle se trouva immédiatement atténuée, mais à l'extrémité du conduit d'évacuation l'odeur était tellement infecte qu'il était impossible de la supporter un instant. Il fallut même renouveler au bout de l'année la tige en cuivre du paratonnerre qui passait à côté de cet édifice et que son altération, par l'hydrogène sulfuré provenant de la salle, avait mise hors de service ».

En 1786, Lavoisier et Bailly se proposèrent de ventiler les hôpitaux de Paris.

Au XIXe siècle de grands essais de ventilateurs furent faits à Beaujon et à Necker. La dépense fut énorme et la mortalité fut plus grande que dans les hôpitaux ventilés par l'ouverture des fenêtres.

Le cubage. Il a été depuis le XVIIIe siècle appliqué à nos salles de femmes. Elles ont plus de huit mètres de haut. Il atténue les effets de l'air confiné mais dans des proportions infimes.

L'aération directe est le seul moyen pratique, non illusoire et vraiment efficace. Elle consiste à remplacer la masse d'air utilisée par une masse égale d'air neuf. Ce moyen est le seul qui mérite l'attention des médecins et ses résultats peuvent être étonnants.

Bennet de Londres (¹) disait avec humour : Dans une salle non
ventilée et contenant 100 personnes, chaque « bouffée d'air inspiré » s'est promenée dans les recoins les plus intimes de quelques autres personnes qui peuvent être atteintes de toute
espèce de maladies. »

Aujourd'hui la cause est entendue, tout le monde accepte
comme moyen de traitement la cure par l'air pur (mais peu de
personnes ont le courage de l'appliquer). C'est l'anglais Bodington
(1840) qui a été le précurseur en cette matière : « Le séjour au
grand air, disait-il, est un traitement capable d'arrêter les progrès
de la tuberculose... La gelée n'est pas dangereuse au poitri-
naire ». (²)

C'est deux ans plus tard que l'allemand Brehmer ouvrait *la
première cure d'air* dans un sanatorium.

En résumé.

L'air pur est le spécifique des maladies de poitrine, c'est un
adjuvant d'une grande puissance dans toutes les maladies.
Tous les modes d'aération autres que celui de la fenêtre ouverte
sont insuffisants et à peu près inutiles : le rôle du cubage
de la pièce, de la cheminée, des tuyaux d'évent, des vasistas de
tout modèle, des vitres perforées, des vitres superposées, etc.
est bien limité. Compter sur ces demi mesures est se faire illusion.

Comment organiser l'aération par la fenêtre ouverte ?

Nous avons vu qu'il suffirait, dans notre cas, d'une simple
modification dans la structure de la fenêtre : La partie inférieure
peut rester ce qu'elle est et s'ouvrir *latéralement*. La partie supérieure doit s'ouvrir de *haut en bas* et ses montants latéraux
doivent être garnis *de joues* pour s'opposer à la chute de l'air
froid en douche sur la tête des malades.

CHAUFFAGE

Le chauffage se fait par un poële de tôle garni de charbon ou
de coke. C'est tout à fait insuffisant. Le seul mode désirable est
le chauffage central avec radiateurs. Le mode primitif de chauffage
nous empêche d'appliquer l'aération comme il serait nécessaire.

---

(1) Le seul médecin anglais qui ait été interne des hôpitaux de Paris. Il fut le créateur
de Menton.
(2) L'humanité paya ce rédempteur de la plus noire ingratitude, ses confrères le
firent passer pour fou et il mourut de chagrin et de misère.

V

Soins de Propreté pour les malades

Les malades arrivent souvent dans un état de malpropreté
qu'il est difficile de se figurer quand on ne l'a pas vu. Les ouvriers
du charbon sont noirs, cela va de soi. Mais les femmes elles-
mêmes sont encore plus sales. Il y en a dont les pieds sont aussi
noirs que leurs chaussures. Il y en a dont les cheveux sont feutrés
et remplis de poux.

La première opération est de donner un bain. Il faut souvent
brosser les pieds à part plusieurs jours de suite. Les sœurs dans
mon service ont le devoir de surveiller la propreté corporelle
des malades. Ce fut un étonnement quand je demandai une
pince à ongles et des limes à ongles de grand modèle.

J'avais le souvenir de l'état de malpropreté des pieds des
malades lorsque j'étais interne et je m'étais promis de faire une
réforme dans ce sens. Je l'ai faite; mais, à l'Hospice-Général, la
supérieure, femme fort intelligente, comprit qu'on n'arriverait à
aucun résultat si on ne changeait pas la vieille sœur qui était
dans le service depuis quarante ans. Et les pieds furent lavés.

Les malades ont une brosse à dents, de la poudre de craie et
de l'eau de Vichy. Avec de la ténacité, nous arrivons à un certain
résultat.

La propreté des têtes, chez les femmes, est très difficile à
obtenir. Malgré tous nos efforts, il paraît impossible de supprimer
les parasites. Le personnel ne peut pas suffire à ce travail de
Pénélope. Il faudrait, comme dans les écoles du Havre, plusieurs
femmes chargées spécialement de ce service. De même qu'il y a
un barbier pour les hommes, il y aurait des *dames de propreté*
pour les femmes. Avons-nous le droit de couper les cheveux à
toute femme entrant à l'hôpital? Cette mesure serait odieuse.
Le seul moyen c'est d'avoir une escouade de *dames de propreté*. En dehors de ce moyen il n'y a rien à faire, et notre état
actuel est déplorable.

Malgré toutes ces critiques, cet état actuel marque un progrès sur ce qui existait il y a trente ans à l'Hôtel-Dieu. Il faudrait cependant organiser (et ce serait chose assez facile) un office de nettoyage complet précédant la salle de malade.

Le malade ne devrait entrer dans la salle qu'après un bain et avec ses vêtements d'hôpital.

Bains

Les bains de l'Hôtel-Dieu sont à peine utilisables. Il n'y a que dix baignoires pour tout l'hôpital et pour le dispensaire voisin et cinq baignoires spéciales pour les bains sulfureux. L'installation est misérable et le personnel insuffisant.

Les bains sont accessibles aux hommes de 5 heures du matin à 6 h. 1/2 et aux femmes de 6 h. 1/2 à 8 heures.

De 8 heures à 11 h. 1/2, ils sont réservés aux malades du dispensaire.

Les entrants (hommes) y sont reçus toute la journée, mais *non les femmes.*

On conviendra que toute cette organisation est défectueuse.

Nous en sommes réduits à utiliser les baignoires des salles qui devraient être réservées aux maladies infectieuses comme la fièvre typhoïde.

Une réforme pratique est d'une extrême urgence.

VÊTEMENTS

Le costume d'hôpital laisse grandement à désirer. Il a été fixé à une époque où le malade était considéré comme ne devant pas sortir de son lit. On attendait sa *convalescence* pour l'envoyer à l'air. Aujourd'hui les conditions ont changé, nous l'exposons à l'air le plus possible et le plus tôt possible. C'est un moyen de traitement.

Les hommes reçoivent une capote, un bonnet, des chaussettes et des sandales de cuir. Ils conservent le pantalon qui leur appartient. Cette dernière mesure est mauvaise. *Aucun vêtement appartenant au malade ne devrait rester dans la salle.*

Les femmes sont encore plus mal partagées. Elles reçoivent une capote et c'est tout. Pas de bonnet, pas de jupes, pas de bas, pas de chaussons. Nous souffrons beaucoup de cet état de choses. La cure d'air n'est pas possible si les vêtements ne sont pas chauds.

Il faudrait pour les hommes un pantalon de drap ou de toile ; pour les femmes, une jupe de laine, des bas de laine, des chaussons de laine. Enfin, pour les deux sexes, il faudrait des sabots. Il est impossible aux malades de passer de la salle à l'aérium sans sabots de bois.

Dans beaucoup de sanatoria, ce genre de chaussure est obligatoire, c'est en effet une chaussure très pratique pour les malades qui font la cure de jardin ou d'aérium et facile à enlever avant l'entrée dans les salles (¹).

REPAS

Nombre. Le régime réglementaire comprend : deux repas principaux à dix heures et à quatre heures, puis la soupe le matin et deux distributions de bouillon gras ou maigre.

Une révision s'impose dans le règlement, il faut le mettre en rapport avec les habitudes modernes et les notions d'hygiène alimentaire contemporaines. Le déjeuner devrait être reporté à midi. Personne en France ne déjeune à dix heures. C'était bon quand la visite du médecin commençait à six heures du matin (Hellis) ou à sept heures (Flaubert) aux chandelles (²). Maintenant la visite se fait à neuf heures du matin et elle finit vers onze heures. Avec les habitudes réglementaires, la distribution du repas a lieu pendant la visite du médecin. De là une gêne pour tout le monde.

Composition. Les malades se plaignent toujours de la cuisine d'hôpital. Elle n'est pas mauvaise cependant. Et certes les plus difficiles parmi les malades sont souvent ceux qui n'ont rien chez eux.

Pour ma part, j'ai toujours trouvé le pain, la soupe, les légumes très bons. La viande est moins bonne parce qu'elle est cuite au

(1) Par lettre du 6 décembre 1913, M. le Directeur des hôpitaux m'a fait savoir que dans tous les services de l'Hôtel-Dieu les femmes recevraient à l'avenir des bas et des chaussures.

(2) L'instruction du 20 nov. 1836 fixe l'heure des visites à sept heures du matin du 1er avril au 1er octobre et à sept heures et demie du 1er octobre au 1er avril.

four et en grande masse. Mais nous ne sommes plus au temps où rôtis étaient faits au grand feu de bois ! (¹).

Le principal reproche à faire c'est la monotonie des menus. Et il ne devrait pas être bien difficile d'apporter un peu de variété.

Voici le menu d'une semaine dans mon service :

Dimanche matin. — Ragoût ou côtelette, ou poisson frit. Purée de pommes terre et de haricots.

      soir.. — Bœuf à l'oignon ou côtelette, ou beefteck. Purée de pommes de terre.

Lundi matin.... -- Ragoût ou côtelette, ou beefteck, ou poisson frit. Lentilles.

      soir..... — Fraise de veau ou viande grillée, ou poisson frit. Purée de pommes.

Mardi matin.... — Ragoût ou viande grillée, ou poisson au beurre. Purée de pommes de terre ou de pois.

      soir...... — Porc frais ou viande grillée, ou poisson frit. Purée de pois ou de pommes de terre.

Mercredi matin.. — Ragoût ou viande grillée, ou raie au beurre noir. Purée de haricots ou de pommes de terre.

      soir... — Ragoût ou viande grillée, ou rougets frits. Purée de pommes.

Jeudi matin .... — Ragoût ou viande grillée, ou raie au beurre noir. Lentilles, purée de pommes.

      soir...... — Ragoût ou viande grillée. Purée de pommes.

Vendredi matin . — Ragoût ou viande grillée, ou poisson frit. Purée de pommes de terre.

      soir... — Ragoût ou viande grillée, ou poisson frit. Purée de pois ou de pommes de terre.

Samedi matin... — Ragoût ou viande grillée, ou poisson frit. Purée de pommes de terre ou haricots.

      soir .... — Bœuf à l'oignon ou viande grillée, ou poisson frit. Purée de pommes de terre.

Trop de purée. La monotonie est évidente.

Les malades se plaignent aussi de la quantité insuffisante. Ils ont raison. Le règlement est à reviser. Il serait désirable que les quantités soient augmentées au repas de midi ; la viande ou le poisson devraient pouvoir être supprimés le soir et remplacés par

---

(1) Dans la pittoresque cuisine de l'Hôtel-Dieu on voit encore d'immenses rôtissoires en cuivre qui datent du xviiie siècle.

un légume. Il faudrait aussi que la purée quotidienne de pommes de terre soit accompagnée d'un légume vert ou d'une salade de temps en temps. Le riz, les pâtes alimentaires, les choux, les poireaux (cette asperge du pauvre), les carottes, les navets, les betteraves, etc., ne figurent pas dans nos menus et sont cependant d'un prix peu élevé.

Régimes spéciaux. Actuellement ils sont prescrits par *bons* spéciaux et ils sont tolérés avec bienveillance par l'Administration.

L'utilisation des régimes est une mode récente, mais excellente. « Ma pharmacie c'est ma cuisine ». Le mot est très juste pour les dyspeptiques, les nerveux, les *tuberculeux* et tous les convalescents.

Pour les tuberculeux, pas de traitement possible sans régime spécial.

De plus, il faut que le règlement futur prévoie *le régime végétarien* avec fruits cuits, secs ou frais, suivant la saison.

Il faut que le médecin puisse ajouter au régime ordinaire des farines, des pâtes alimentaires. *Le tout préparé avec soin.*

Les fruits ne sont pas des aliments de luxe, mais des aliments de première utilité pour nombre de cas.

Les tuberculeux des pavillons spéciaux [1] de l'hôpital Boucicaut ont le menu suivant :

5 h. 1/2 du matin. — Thé.

7 h. 1/2. — Soupe.

9 heures. — Lait bouilli, avec jaune d'œuf, poudre de viande et sucre vanillé.

11 heures. — Déjeuner : 3 plats.

3 heures. — Goûter (facultatif).

5 heures. — Souper : 1 potage et 3 plats.

Café le jeudi et le dimanche.

Nous donnerions la préférence au menu suivant :

7 heures. — Potage aux légumes.

9 heures. — Lait 250 gr.

(1) Le prof. LETULLE a donné tous ses soins à leur organisation.
D' H. DEHAU et R. LEDOUX-LEBARD. La Lutte anti-tuberculeuse en France. MASSON 1906, p. 174.

Midi .. — Commencer par un légume farineux ou pâtes alimentaires.
Un légume vert.
Viande rôtie, en ragoût ou crue.
Fromage ou compotes.
4 heures. — Lait avec jaunes d'œuf et poudre de viande.
6 heures. — Souper léger : potage aux légumes. — Légumes verts ou féculents. — Fromage ou fruits cuits.

Mais, dans tous les cas, il importe que le *règlement soit assez élastique pour permettre au médecin de modifier le régime suivant les indications de chaque cas.*

Boissons. Les hôpitaux utilisent pour 40.000 francs de vin par an. La seule boisson vraiment utile c'est l'eau.

Pour faire plaisir aux malades, on leur donne quelques tisanes plus ou moins vineuses.

Quelle belle économie on pourrait faire si on avait le courage de supprimer les boissons alcooliques, les vins médicamenteux et autres spiritueux, dont l'utilité pratique est discutable et qui n'ont qu'une influence psychique dans quelques cas rares.

PERSONNEL

Quand on compare notre personnel hospitalier à celui des hôpitaux étrangers et en particulier anglais, on constate notre infériorité. J'ai vu à Londres un hôpital où il y avait une infirmière pour cinq malades.

Chez nous, le personnel se compose :

Aux hommes pour 35 malades :

1 religieuse surveillante ;
1 religieuse aide ;
1 infirmier de visite ;
1 infirmier de cuisine ;
1 aide cuisinier ;
1 veilleur de nuit.

Aux femmes pour 46 malades :

1 religieuse surveillante ;
1 religieuse aide ;
4 infirmières ;
1 infirmier.

Dans ce personnel hospitalier, il y a deux classes très distinctes. Dans la première classe se trouve des hommes et surtout des femmes qui ont passé leur vie dans l'hôpital. L'hôpital est pour eux un monde, ils en sont partie intégrante. Pour une rémunération légère ils font un service pénible, mais qui ne leur semble pas trop lourd, parce que l'habitude les attache aux malades et à ce microcosme que représente à leurs yeux « l'hôpital ».

Une autre classe d'infirmiers (¹) est composée de nomades qui passent quelques semaines ou quelques mois dans le service. A la première sortie, ils boivent et ne rentrent pas.

Cette dernière catégorie ne pourra être perfectionnée qu'avec un salaire plus élevé, une alimentation plus soignée, un logement plus convenable et une hiérarchie permettant un avancement assuré aux bons serviteurs.

A propos de l'alimentation des infirmiers, je demanderai en passant la suppression de la ration *réglementaire* d'eau-de-vie donnée chaque matin !

Nous ne sommes plus au temps où l'on croyait chasser le choléra avec du thé au rhum et le mauvais air avec la goutte. Nous vivons à une époque où la France périclite sous l'alcoolisme et s'il est une administration qui doit encourager l'abstinence, ou tout au moins la tempérance, c'est bien celle de l'assistance publique.

Je demande qu'on remplace l'eau-de-vie par une soupe. La bonne soupe normande aux poireaux et aux pommes de terre, celle qui « tient au corps. »

Religieuses. Le personnel est dirigé et toute l'économie des salles est tenue par les religieuses. Il y en a cent dans les deux hôpitaux.

Il est impossible de parler d'elles sans dire leurs qualités exceptionnelles. Ces qualités ont leur source dans divers sentiments et en particulier dans leur désintéressement. Attachées aux hôpitaux de Rouen depuis plusieurs siècles, elles auraient pu amasser des richesses. Elles sont pauvres et n'ont rien à elles. C'est le plus bel éloge qu'on puisse faire de leur haute moralité.

---

(1) *Tenue des infirmiers.* Il n'est pas dans nos mœurs actuelles d'imposer un uniforme aux employés administratifs. Ce serait cependant un moyen d'obtenir une meilleure *tenue*. Nos employés français (chemins de fer, postes, administrations publiques) manquent de « chic ». C'est le laisser-aller qui règne en maître. On voit cela aux frontières et les étrangers le remarquent.

Ceci ne m'empêchera pas de faire quelques critiques. Les sœurs, les infirmières et les infirmiers devraient être obligatoirement vêtus, dans le service, de blouses facilement stérilisables. C'est un point capital pour la prophylaxie des maladies. D'une manière générale, les habitudes d'antisepsie, c'est-à-dire de propreté *médicale* ne sont pas encore entrées assez avant dans les mœurs du personnel.

Etudiants. Les hôpitaux de Rouen ont la bonne fortune de profiter du voisinage de l'Ecole de Médecine qui envoie une cinquantaine d'étudiants dans les services. On ne sait pas assez le rôle très utile de l'étudiant près du chef de service, près des malades et près du personnel. Non seulement les étudiants servent d'aides aux médecins et aux chirurgiens pour le travail de chaque jour, mais encore ils exercent une action de présence dans le milieu hospitalier. Combien terne et lugubre est une visite d'hôpital sans élèves.

Pour le plus grand bien des malades, les hôpitaux et l'Ecole de Médecine se doivent un mutuel appui.

Administration des hôpitaux. La loi du 7-13 août 1851 a soigneusement écarté le médecin de l'administration de l'hôpital ; tout s'y fait et tout peut s'y faire sans lui. Cent quarante lois environ régissent les hôpitaux. une seule s'occupe du médecin (Loi de 1851) et c'est pour l'opprimer, pour l'assimiler à un employé, pour s'élever contre l'institution du concours. (¹)

Avec le temps, la force des choses a prévalu sur la force de la loi.

Il y aurait intérêt à ce que les médecins soient les conseillers de l'administration, ils auraient sous les yeux le chiffre énorme des dépenses, ils sauraient qu'il est de leur devoir d'être économes du bien public, et ils pourraient l'être de cent manières : en restreignant le nombre des médicaments inutiles, en veillant à ce que les malades guéris n'abusent pas trop du séjour à l'hôpital, etc.

Mais la loi semble avoir opposé les administrateurs aux médecins et cet antagonisme a fait obstacle à bien des progrès.

Par tradition, il n'existe entre médecins et administrateurs en France que des relations de politesse. A Rouen depuis quelques années, la situation s'est beaucoup améliorée et un esprit nouveau

---

(1) Les médecins et chirurgiens des hôpitaux de Rouen font un service gratuit.

règne dans le milieu hospitalier. Les médecins doivent le reconnaître et s'en féliciter. Les malades en bénéficieront et les administrateurs auront conscience d'avoir réparé une injustice légale.

LE SERVICE DES AUTOPSIES

Les médecins grecs n'osaient pas faire de l'anatomie humaine, les médecins de l'école d'Alexandrie en faisaient sur le vivant a-t-on dit. Pendant tout le Moyen-âge et jusqu'au XVIIIᵉ siècle les étudiants étaient obligés de voler les cadavres dans les cimetières. Actuellement encore l'autopsie est considérée comme une profanation. Les riches se font embaumer quelquefois, les victimes d'accidents passent par les mains du médecin légiste et on trouve cela tout naturel; mais le médecin qui pour éclairer la santé des vivants va fouiller dans les organes des morts, est toujours aux yeux du vulgaire un impie. Tel est l'état d'esprit encore aujourd'hui. Et cependant tous les progrès de la médecine contemporaine datent de l'école organicienne qui, à la suite des Italiens, a inauguré l'étude de l'anatomie pathologique.

C'est donc faire preuve d'intelligence ouverte que d'encourager les études des médecins et des étudiants et de leur faciliter une rude tâche (¹). Quelques uns d'entre nous ont le souvenir des conditions misérables dans lesquelles l'interne de Leudet devait « travailler »; c'était horrible. Aujourd'hui c'est mieux sans être bien. L'Ecole de médecine a dû installer à ses frais un lavabo pour les étudiants. Ces installations devraient vraiment incomber aux hôpitaux où médecins et étudiants font un service gratuit.

Depuis le moyen âge jusqu'au 2ᵉ Empire, les morts ont été ensevelis dans un sac de toile. Une gravure reproduite dans la leçon d'ouverture du prof. Gilbert montre les religieuses de l'Hôtel-Dieu cousant les sacs en question. Depuis une soixantaine d'années environ, chacun a sa bière de sapin.

Par sentimentalité, l'Administration d'il y a trente ans a introduit l'usage des matelas pour les cadavres. Nombre de vivants, indigents, n'en ont pas et on en donne aux morts. Cette mesure active la putréfaction. Pendant l'été les travaux d'autopsie deviennent impossibles. D'où l'utilité d'installer des appareils frigorifiques.

---

(1) On ne verra plus des incidents comme celui-ci, que citait Leudet : un médecin militaire ayant assisté à une autopsie, l'Administration s'émut et ordre fut donné au médecin militaire de s'abstenir. Le médecin civil prit la défense de son confrère, disant que tout médecin a le devoir de s'instruire tous les jours. L'Administration décida alors que le médecin militaire ne serait pas admis aux autopsies *de femmes*.

Services Spéciaux

Trois branches spéciales de la médecine manquent à notre ensemble hospitalier.

1° *Un service de recherches bactériologiques et chimiques.* Heureusement mes collègues MM. Guerbet et Gascard, mettent à la disposition des médecins leur compétence et leur obligeance qui sont dignes de tout éloge. Sous ce rapport, Rouen n'a rien à envier à aucune ville. Le laboratoire de bactériologie de l'Ecole de médecine a été un des premiers (s'il n'a pas été le premier) fondés en France grâce à la souscription du *Journal de Rouen* (80.000 francs) et depuis sa création les progrès ont été constants. Le Conseil général l'a reconnu par son intelligente générosité. Je suis heureux de le rappeler ici.

D'autre part, l'Ecole de Médecine se fait un devoir de faciliter la tâche des hôpitaux quand elle le peut.

2° *Un service spécial pour le larynx et les oreilles.* Il est absolument extraordinaire qu'un tel service n'existe pas dans les hôpitaux de Rouen et en particulier attaché aux cliniques. Il rendrait les plus grands services aux malades, il sauvegarderait l'audition chez une foule d'enfants. Ces choses ne sont pas assez connues du public. Nous sommes dans une infériorité humiliante auprès de l'étranger et c'est la masse populaire des petites gens qui paye les frais de notre indolence.

3° *Un service dentaire.* L'état de la dentition chez les Normands est légendaire. Les hôpitaux, en créant une clinique dentaire bien organisée, *bien aseptique,* feraient une bonne œuvre. Les frais d'installation seraient couverts par une petite rémunération demandée aux malades et il y aurait là le noyau d'une future *école dentaire.*

ISOLEMENT DES MALADES GÉNÉRAUX

Dans un avenir encore éloigné chaque malade aura sa chambrette et sera isolé des autres par des vitrages comme il en était dans les petits hôpitaux provinciaux au moyen âge. Le système actuel du dortoir qui comporte cent lits, c'est l'assistance charitable mais non scientifique. A l'Hospice Général l'isolement des enfants est pratiqué dans des *boxes* bien aménagés. A l'Hôtel-Dieu l'aménagement des salles est mauvais.

Les cas de scarlatine et d'érysipèle sont mis dans une salle à part; c'est un progrès. Mais il faudrait aussi, dans chaque service, un *isoloir* pour certains cas de maladies graves avec complications nerveuses (formes ataxique et ataxo-adynamiques.) Il suffit d'un malade délirant ou agité pour troubler le sommeil des quatre-vingt-dix-neuf autres.

Ce perfectionnement ne serait pas très difficile à obtenir.

SERVICE SPÉCIAL DES TUBERCULEUX

Ce sont surtout les tuberculeux qui demandent à être mieux traités qu'ils ne le sont. Quand vous pénétrez dans une salle de médecine vous voyez tout un côté de la salle abandonné aux tuberculeux graves auxquels nous ne pouvons pas appliquer le traitement convenable. Quel est le médecin qui n'a pas conservé un triste souvenir de la rangée des *tousseurs* devant laquelle le chef passe rapidement chaque matin ? Tous ces pauvres malades blottis sous leur couverture suivent la visite d'un œil interrogateur : « Ne fera-t-on rien pour moi ? » Et leur patience m'étonne toujours. Et mon impuissance m'est particulièrement douloureuse !

Jadis, du temps de Leudet, existaient ces mêmes rangées de tuberculeux auxquels on distribuait la potion consolatrice. (Est-elle consolatrice ?) Aujourd'hui on les retrouve telles qu'il y a trente ans. On pourrait rendre service à ces pauvres malades mais nous ne sommes pas organisés dans ce but.

Nous n'avons à notre disposition à peu près rien de ce qu'il faut pour traiter les tuberculeux.

De 1896 à 1904, on a constamment agité la question de l'isolement des tuberculeux en obéissant surtout à la crainte de la contagion. La contagion directe avait le caractère d'un dogme et d'une fatalité. Depuis quelques années, les opinions diverses se sont tassées et l'influence de la *graine* a diminué dans les esprits au profit de l'influence du *terrain*. On devient tuberculeux parce qu'on est tuberculisable. L'isolement des tuberculeux n'en reste pas moins le point principal du traitement à l'hôpital parce que « ainsi on évitera la contagion et parce que dans des *hôpitaux spéciaux les tuberculeux seront dans les meilleures conditions thérapeutiques* » (¹).

Mais nous ne sommes pas en mesure de créer des hôpitaux spéciaux. Nous ne pouvons pas attendre leur construction. Et dès maintenant il faut faire quelque chose.

A ce sujet, les vues de M. Barth paraissent très pratiques.

Dans chaque salle, une section est réservée aux tuberculoses ouvertes, une autre section reçoit les malades non tuberculeux ; ces deux sections sont séparées par des cloisons vitrées.

Les cas douteux ou ceux qui exigent une surveillance particulière sont mis dans des chambres ou boxes faciles à désinfecter.

Cet isolement *pratique* et une propreté scrupuleuse du mobilier et des salles par le lavage quotidien ont stérilisé le milieu.

A Rouen que pourrions-nous faire ?

Diviser les tuberculeux en deux groupes :

1ᵉʳ groupe. — *a*. Les T. au début ou douteux. Ils sont très nombreux et susceptibles de guérison. On doit leur appliquer un traitement intensif.

b. Les T. avérés, mais susceptibles d'amélioration, même traitement intensif.

2ᵉ groupe. — Les T. avec lésions ouvertes. Leur expectoration est dangereuse pour tous et pour eux-mêmes, il faudrait leur consacrer une salle spéciale, sans négliger d'ailleurs le traitement qui leur sera toujours utile, physiquement et moralement.

Pour remplir ce programme, il suffit d'organiser la cure d'air dans l'hôpital avec les jardins, les galeries, les terrasses dont nous avons parlé. Toutes ces modifications sont simples et n'entrainent pas à de grosses dépenses.

En dehors de l'hôpital, à la campagne, devraient être envoyés ceux qui sont en bonne voie, et à qui la discipline inculquée sera une ligne de conduite.

(1) Dʳ Roux. Rapport Grancher-Thoinot 1896.

Traitement par le travail physique

Dès 1872, Beauvais, puis Boulogne-sur-Mer, Reims, Besançon, Sedan, ont créé des jardins ouvriers pour préserver de la tuberculose. Les noms du Dr Lancry, de Mme Hervieu, de l'abbé Lemire, du R. P. Volpette, sont attachés à cette œuvre admirable.

D'autre part, un travail physique convenablement *dosé* est utile dans le traitement de la tuberculose.

Il serait désirable que les jardins actuels de l'Hôtel-Dieu soient segmentés en parcelles où le malade non seulement ferait sa cure une partie de la journée, mais de plus pourrait travailler la terre pendant quelques heures.

Physiquement et moralement le travail est utile à certains malades, il n'est pas incompatible avec la *cure de repos*.

Il serait désirable que des Sociétés de patronage puissent donner des jardins à cultiver aux malades sortant de l'hôpital.

Colonies de malades à la campagne

Dans un rapport adressé aux Administrateurs des hôpitaux en juin 1899 je préconisais « la création de *maisons de cure* installées à la campagne aux environs de Rouen ». Actuellement, un grand nombre de villes anglaises et suisses ont un sanatorium en pleine campagne et rattaché à un hôpital. Rouen n'a encore rien fait dans ce sens.

Cependant le développement du réseau des tramways permetterait la création de colonies de malades à la campagne. Si on ne peut pas faire de grandes installations, on pourrait tout au moins aménager dans les forêts voisines des *aériums* ou simples galeries de bois où les malades passeraient la journée en plein air même pendant l'hiver.

Ce serait là un moyen de transition à utiliser en attendant la construction encore lointaine des hôpitaux à la campagne.

Visites à domicile

Dès qu'un tuberculeux est signalé dans le service, il devrait être organisé un système de visites à domicile (comme dans les dispensaires Calmette), aux cours desquelles une femme irait prêcher la propreté, ouvrir les fenêtres, faire laver le linge, recueillir et sauver les enfants, organiser le travail pour le convalescent.

Tout cela devrait incomber à la charité privée. Si notre société néo-latine ne veut pas mourir, il faut qu'elle se réveille et agisse.

CONCLUSIONS

L'œuvre à accomplir en faveur des tuberculeux est formidable. Il faudrait d'abord enrayer l'alcoolisme, qui engendre la tuberculose. Il faudrait en même temps donner aux médecins les moyens de soigner les tuberculeux, dont un grand nombre est curable. Les aliénés, les vieillards ont des installations superbes à la campagne ! les travailleurs, les mères de famille, les enfants malades étouffent dans nos salles encombrées.

Nous nous passionnons de sentimentalité pour les non-valeurs sociales et nous laissons mourir, faute de soins, ceux qui travaillent et qui produisent.

Une objection peut être faite en quelques mots à ce long rapport : « nos ressources ne sont pas suffisantes pour vous donner satisfaction ».

Ma réponse sera brève également : la ville de Rouen consacre chaque année 184.500 francs à son théâtre. Qu'elle supprime la subvention une seule année, et tous mes collègues des hôpitaux et moi, nous pourrons parer au plus pressé.

Je répèterai le mot de Leudet, à qui un client reprochait l'heure tardive de sa visite : « Les pauvres d'abord ».

*
* *

Le minimum des réformes à faire dans le service de clinique médicale est le suivant :

I. Construction d'un Aérium pour les hommes ;
   Ouverture des jardins aux malades ;
   Organisation de la cure d'air nocturne.

II. Création d'une escouade spéciale d'employés pour le lavage quotidien des murs, des portes, des escaliers et des corridors.

*
* *

III. Modification des fenêtres.

IV. Construction d'une annexe contenant : cuisine, laverie, laiterie. Lavabos et cabinets chauffés.

V. Suppression des chaises percées ;
Augmentation du nombre des tables de nuit et leur trans-formation.

VI. Réorganisation du service d'enlèvement du linge sale.

VII. Réorganisation des bains.

*
* *

VIII. Réforme des règlements touchant la nourriture et le vête-ment.

*
* *

IX. Isolement relatif *et pratique* des tuberculeux dans chaque salle ;
Isolement de chaque malade par une simple cloison vitrée ;
Création d'un service de laryngologie.

*
* *

Nécessité urgente d'appliquer dès maintenant le para-graphe I.

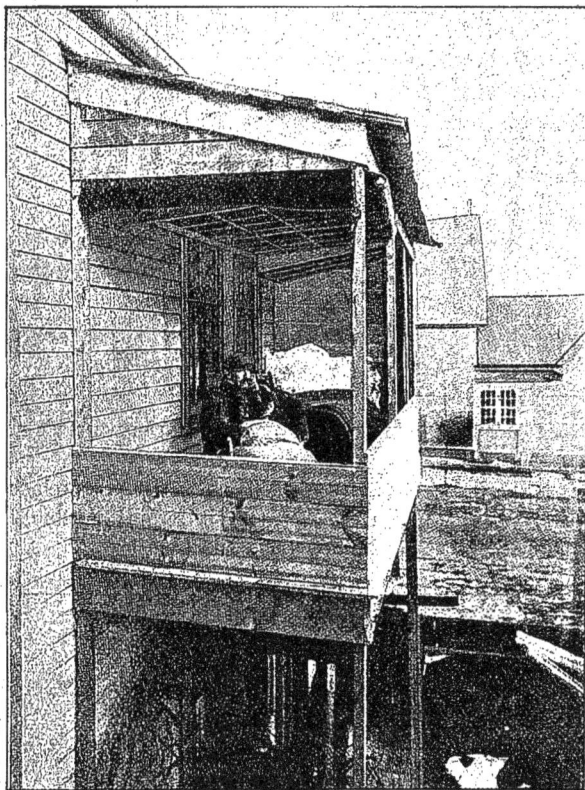

Type de balcon employé en Amérique

Son installation coûte 90 francs. Le malade y fait la cure jour et nuit.
Il ne rentre dans la chambre que pour faire sa toilette.

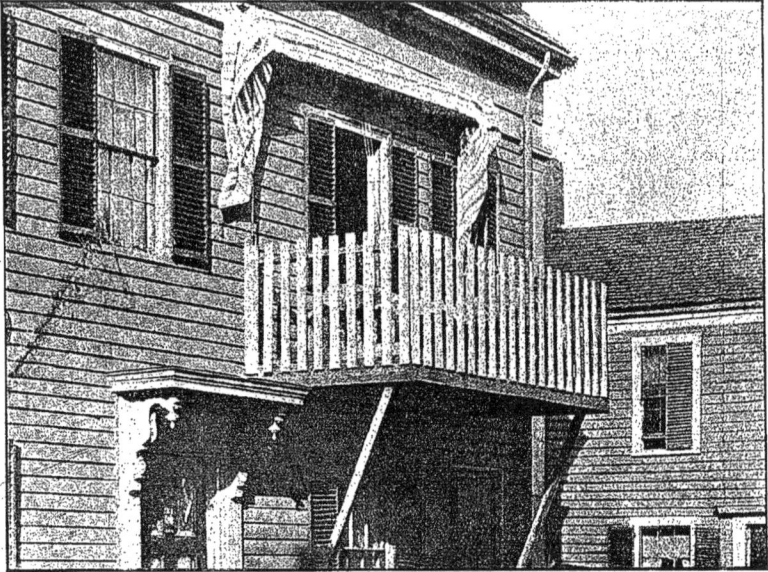

SIMPLE PLATEFORME INSTALLÉE PAR UN PROPRIÉTAIRE POUR UN LOCATAIRE
PAUVRE

Coût 55 francs. Ni le toit ni la cour n'étaient libres. Le malade y fit sa
cure nocturne pendant un an. Après avoir repris 30 kilog. il put se
remettre au travail et continua à prendre du poids.

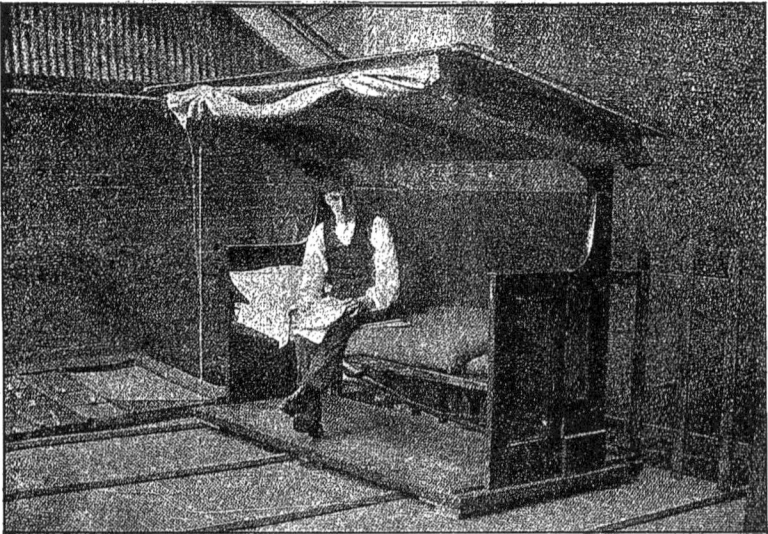

PETIT « AÉRIUM DE FORTUNE » INSTALLÉ SUR UN TOIT

On a utilisé pour sa construction les débris d'un banc d'église.
(Paddington dispensary for the prevention of Consumption. Déc. 1909).

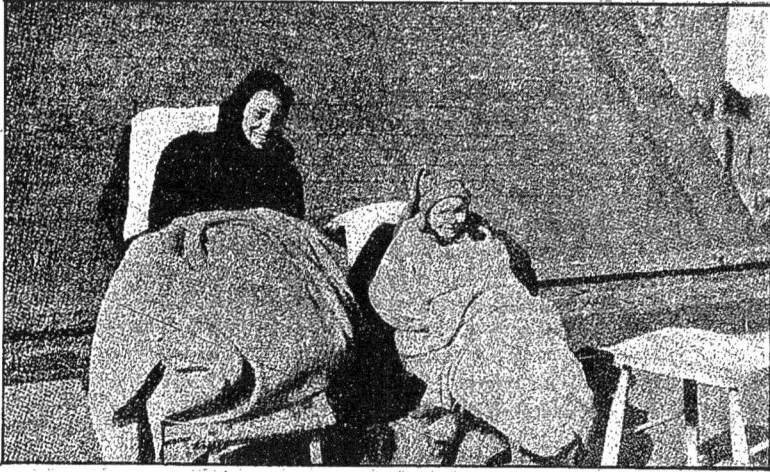

UNE FEMME ET SON ENFANT INSTALLÉS SUR UN TOIT.

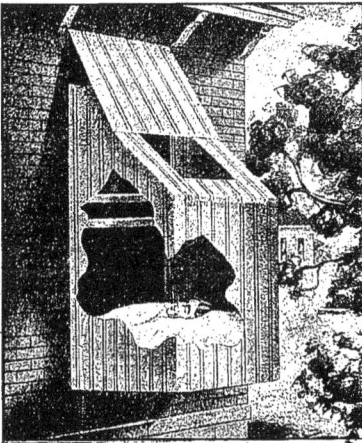

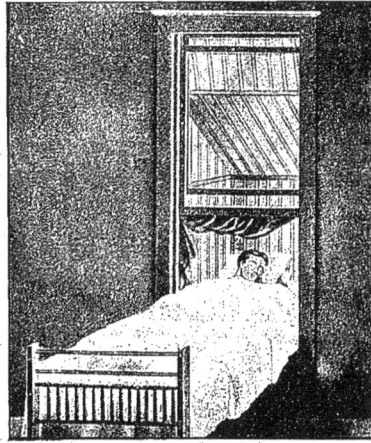

CURE NOCTURNE DE PLEIN AIR DANS UNE HABITATION URBAINE.

(Ces planches sont extraites du Journal de l'Association des femmes d'Irlande édité par la comtesse d'Aberdeen. N° 1, 1909).

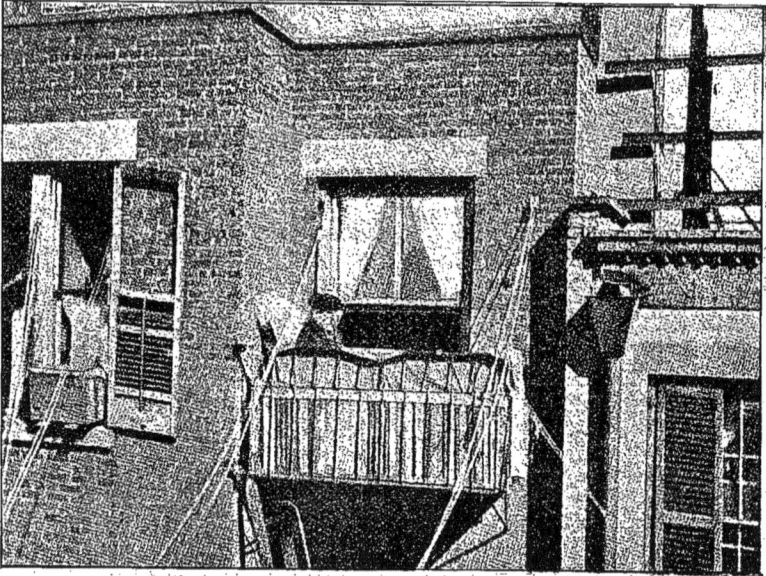

A New-York

Un jeune garçon est installé sur un « balcon de sauvetage en cas d'incendie. »

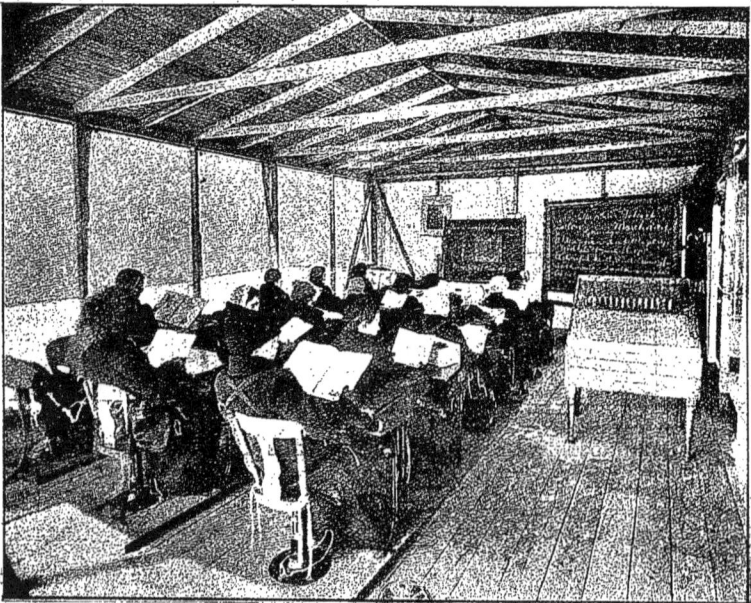

Une École de plein air.

Les murs sont remplacés par des rideaux spéciaux pour protéger contre la pluie et le vent. Pas de chauffage.

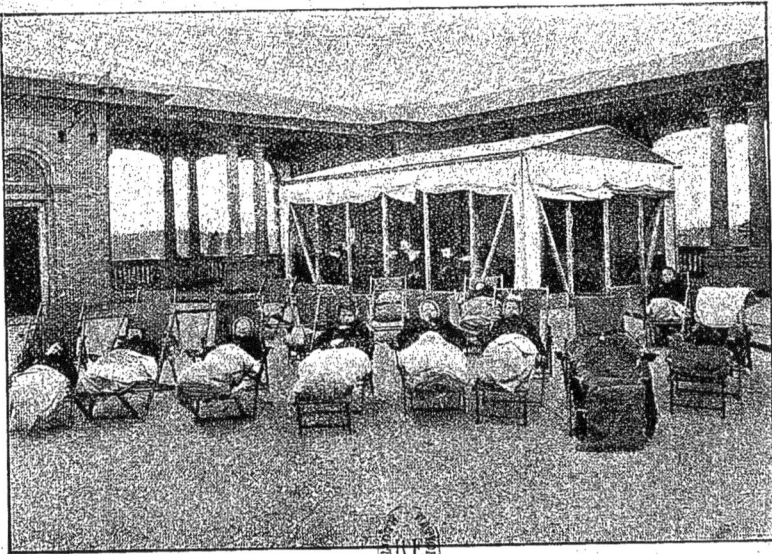

Une heure de repos « sur le toit » de l'École
du plein air.

ROUEN

IMPRIMERIE GIRIEUD

———

242

www.ingramcontent.com/pod-product-compliance
Lightning Source LLC
Chambersburg PA
CBHW071300200326
41521CB00009B/1852